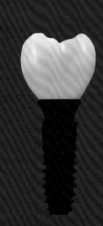

中国医药学术原创精品图书出版工程

口腔种植的
精准植入技巧
—— 如何避免种植手术的毫米级误差

主 编　满毅

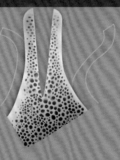

副主编　屈依丽　曹聪　杨博
编　者　柳叶语　林志辉　周楠
　　　　杨醒眉　伍颖颖　向琳

Clinical Protocols for
Dental Implant Placement
Reasons for Millimeter Deviation

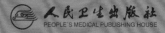

人民卫生出版社
PEOPLE'S MEDICAL PUBLISHING HOUSE

主编简介

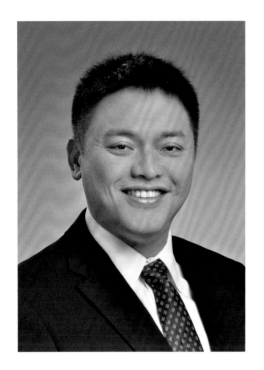

满 毅

教授，博士研究生导师

四川大学华西口腔医院种植科主任、
种植教研室主任

全国卫生产业企业管理协会·数字化口腔产业分会　主任委员

国际口腔种植医师学会（ICOI）专家委员会　会长

四川省卫生和计划生育委员会　学术技术带头人后备人选

四川省口腔医学会·口腔种植学专业委员会　候任主任委员

四川省口腔医学会　理事

四川省口腔医学会·口腔装备专业委员会　常务委员

中华口腔医学会·口腔种植专业委员会　委员

中国生物医学工程学会·医学人工智能分会　委员

国际口腔种植学会（ITI）　专家组成员

2010 年获国际口腔种植学会青年学者奖励，2010—2012 年被美国 Tufts 大学牙学院聘为临床讲师，2011—2012 年美国哈佛大学访问学者。2016 年入选"寻找成都的世界高度打造城市医学名片"名医榜。

担任 *Clinical Implant Dentistry and Related Research* 中文版副主编，*Implant Dentistry* 编辑审查委员会委员。发表临床和科研论文 30 余篇，主持多项国际、国家、省部级课题。

参与多部临床专著的编写：

1. 2010 年，参编《实用口腔免疫学与技术》（人民卫生出版社）

2. 2011 年，参编《陈安玉口腔种植学》（科学技术文献出版社）

3. 2014 年，参编《口腔修复临床实用新技术》（人民卫生出版社）

4. 2014 年，副主编《口腔种植关键技术实战图解》（人民卫生出版社）

5. 2016 年，参编《口腔医学 口腔全科分册》（人民卫生出版社）

6. 2019 年，参编《口腔种植学》（口腔本科规划教材）（人民卫生出版社）

序

20 世纪 80 年代中期，四川大学华西口腔医院成立了种植科，成为国内最早集口腔种植临床、科研和教学为一体的口腔种植学基地。经过 30 余年的探索，积累了大量珍贵病例和宝贵经验，得到了国内口腔种植学界的肯定。

随着口腔种植材料和临床技术的发展，口腔种植临床治疗近年得到大量推广。与此同时，我们也看到在一些口腔医疗机构中，医师由于经验缺乏，临床操作过程中的问题时有发生。满毅教授本着指导初学者临床操作，避免毫米级手术误差的目的，经过近 2 年时间的整理，完成了《口腔种植的精准植入技巧——如何避免种植手术的毫米级误差》一书的编写及出版。

本书是满毅教授及其研究团队多年来临床工作经验和体会的凝练，内容丰富，且由浅入深、由简及繁、层层递进，介绍了种植体植入的标准流程，并通过完善的病例对临床操作常见问题进行了剖析，如牙槽骨存在倒凹、牙槽骨颊侧萎缩、后牙垂直修复距离不足等问题，并提出了科学、独到的解决方案。为防止叙述过于晦涩，书中还插入了近 350 幅临床照片及操作示意图帮助理解。

满毅教授临床经验丰富，已完成了数千颗种植体的植入及各类型的种植义齿修复。他十分重视病例的总结，留有完善且珍贵的影像学及口内照片记录，同时，他不拘泥于传统技术，积极进行多学科联合治疗、数字化美学设计等新方向的探索。我很欣赏他精益求精和忘我的工作态度、不断钻研的治学精神。不忘初心，今天他将自己的临床工作体会及技巧毫不保留地分享给大家，相信每一位口腔种植医师在详细研读此书后都将受益匪浅。

自序

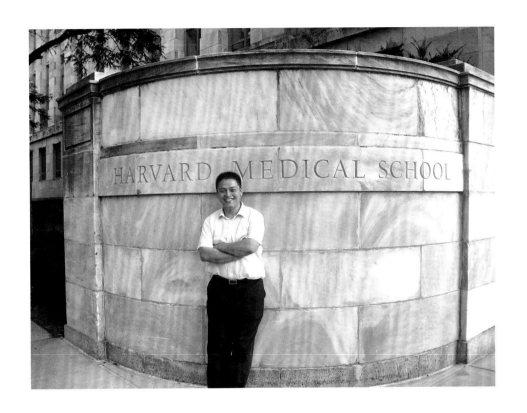

  随着我国口腔种植技术的蓬勃发展及广泛推广，越来越多口腔医师开始尝试进行口腔种植治疗。那么在刚接触种植手术时，种植初学者通常会遇到哪些常见的问题呢？

  我在平常的教学和临床工作中，目睹了很多年轻的口腔医师技术水平逐渐成熟的过程。我自己也是从一名初学者成长过来的，在同他们一起学习的道路上，亲身经历了在临床工作中一步步发现问题、解决问题、找出原因，并最终避免发生同样问题的心路历程，现在也常遇到各种各样的问题。

  在本书编写时，我阅读了很多优秀的口腔种植学相关图书，其中，有的适合于初学者进行知识武装和储备基础理论，也有的侧重于临床基础技巧，还有的适合于已经具备一定临床经验的医师，可谓百花齐放，百家争鸣，大大促进了我国口腔种植学的发展。但同时，我也发现从操作误差的角度进行描述的书籍很少，因此本书以种植手术在临床中容易出现的问题和错误这一独特的视角作为切入点，通过大量的临床病例资料，让读者仿佛置身于手术台边，与我们一同面对问题、解决问题。我相信这样的编写思路，可以促使读者在读书时和我们一同思考、一同剖析减少种植手术外科误差的技巧，也更能加深学习的印象。

　　在这一过程中，我有幸得到了很多非常尊敬的老师和前辈的关怀和指导，才使我有现在的一点点收获。在对他们的无私帮助和悉心指导心怀感激的同时，我也一直以他们为自己前进的榜样，希望也能为年轻医师的学习进步尽自己的绵薄之力。同时，我十分感谢人民卫生出版社给我这一宝贵的机会，可以将我自己在临床工作中的点滴体会记录下来，希望分享给更多的口腔医师，与更多的同行讨论学习，共同进步。

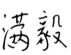

前言

　　种植体的精准植入是最终的种植义齿能够良好兼顾功能与美学的前提。本书以种植手术在临床中容易出现的问题和错误作为切入点，通过大量的临床病例资料，从种植体的定位问题、种植体的轴向问题、连续多颗牙缺失的种植技巧、种植术前影像学分析及其他外科技巧等几方面进行讲解。书中配有340余幅临床照片及操作示意图，以及10个手术操作视频，全方位、多角度展示种植手术的相关经验和技巧。让读者仿佛置身在手术台边，与我们一同面对问题、解决问题。

　　本书适合于刚接触种植手术，希望种植植入技术能够更加精确化的口腔医师；也适合于有一定经验的种植医师。

　　希望通过本书，可以把我在临床工作中积累的、关于如何避免种植手术误差的各种方法整理出来，与每一位口腔医师分享；也可以把我自己和身边的年轻医师走过的弯路讲出来，和读者一起分析原因、讨论解决方法，避免读者在临床中走同样的弯路。希望本书可以使读者在临床工作中有所获益。

　　当然，本书仅对我们临床工作中常见的问题加以汇总，所以难以做到面面俱到。因此，书中难免有不妥之处，恳请各位同行予以指出，使我能不断地完善自己，继续为口腔种植事业做一些力所能及之事。

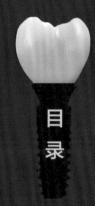

目录

关注人卫口腔公众号
新书速递 图书推荐

视频目录

扫描二维码免费观看视频:

1. 用手机微信扫描封底红标上的二维码,获取图书"使用说明"。

2. 揭开红标,扫描绿标激活码,注册/登录人卫账号获取视频、动画等数字资源。

3. 扫描书内二维码或封底绿标激活码随时查看视频、动画等数字资源。

扫二维码
免费观看视频

第一章
如何避免种植手术的
定位偏差

种植体小于毫米级偏差植入的关键在于手术中如何精确地进行种植定位。在定位时把握良好的位置，并在持续扩孔中保持这一良好的位点是最终能达到准确植入的基石。因此，这一部分也是初学者十分关心的内容。下面将详细阐述如何避免定位不准，以及在发现定位偏差后应怎样进行补救。

第一节 ▎单颗种植体的理想植入位点

在进行种植手术之前，我们应首先明确理想的种植体植入位点，才能保证在手术操作时做到心中有数，从而指导实际操作。单颗后牙特别是第一磨牙因萌出时间早，承担咀嚼力大，缺失率较高，且后牙区骨量相对充足，因此，单颗后牙种植往往是初学者首先遇到的病例。

那么单颗后牙的理想植入位点是什么呢？

从颊舌向来看，理想定位应位于前后邻牙的中央窝连线上（图1-1-1，图1-1-2），定位后的平行杆轴向应指向对颌牙功能尖的功能斜面（图1-1-3）；从近远中向来看，种植体定位应平分邻牙外形高点间的缺隙（图1-1-4，图1-1-5）。按照此标准植入种植体，可以使种植体长轴与理想的咬合力方向一致。这样在患者咀嚼时，咬合力就可以沿着种植体传递到骨内，尽可能地避免侧向力对种植体造成的不良应力影响。特别需要说明的是，这里所指的理想位点是在前后牙咬合及轴向均正常的情况下，如邻牙有明显扭转、倾斜甚至锁𬌗，则种植体的定位应根据具体情况进行调整。

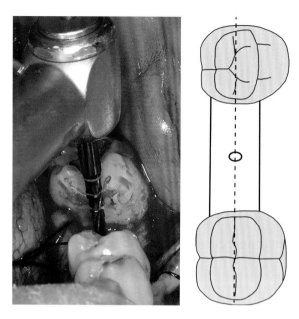

图 1-1-1　钻针应位于前后邻牙的中央窝连线

图 1-1-2　种植体颊舌向理想位点示意图
种植体位于前后邻牙的中央窝连线上

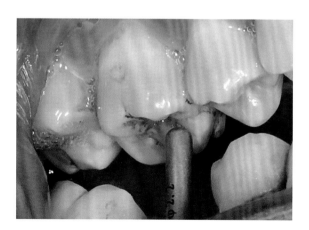

图 1-1-3　平行杆指向对颌牙功能斜面

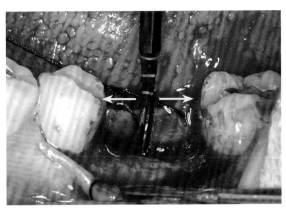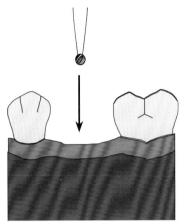

图 1-1-4　钻针应位于缺牙间隙中间

图 1-1-5　种植体近远中向理想位点示意图
种植体定位平分前后邻牙外形高点间的缺隙

　　对于单颗前牙植入位点，理想的种植体植入位点应满足一定的原则，我们简称为"三二原则"，如图 1-1-6 所示，即刻植入种植体后，唇舌方向上种植体颈部与拔牙窝骨壁之间的间隙与唇侧骨板的厚度之和至少为 2mm；垂直方向上种植体平台应位于牙龈下 3mm，如果这一范围波动在 2.5~3.5mm 是可以接受的，过深或过浅都有可能增加美学风险。

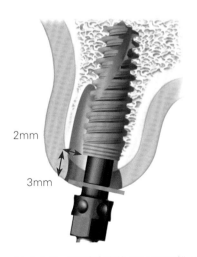

图 1-1-6　即刻种植的"三二原则"示意图

第二节 ▏常见定位不准的类型及原因解析

在本章第一节中，我们阐述了种植手术中所需的理想植入位点，那么在实际操作中，初学者会遇到什么样的问题呢？有哪些类型的位点偏差是初学者容易出现的呢？又该如何避免和解决呢？

一、后牙定位偏远中

首先，我们来看一位初学种植的医师进行的种植手术病例。患者 A_1 的 17 缺失，从术前 CBCT 及临床检查结果（图 1-2-1~图 1-2-4）中不难发现，该患者缺牙区牙槽嵴骨高度、宽度及修复间隙均较充足。虽然牙位较靠后，但仍属于比较简单的种植病例。

医师 A_1 在手术中进行切开翻瓣后，即采用先锋钻进行定位。定位后采用平行杆指示方向（图 1-2-5），发现定位位置偏向远中。但在术中医师 A_1 并未发现这一偏差，仍继续扩孔，在第二级钻针备孔后放入平行杆，可见定位位置仍偏远中（图 1-2-6）。

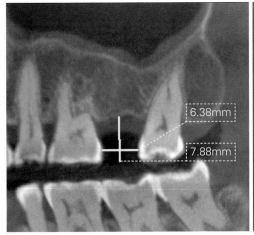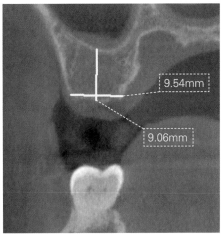

图 1-2-1　缺牙位点 CBCT 矢状面观（患者 A₁）

图 1-2-2　缺牙位点 CBCT 冠状面观（患者 A₁）

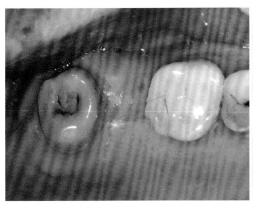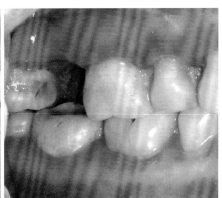

图 1-2-3　缺牙位点口内𬌗面观（患者 A₁）

图 1-2-4　缺牙位点口内颊面观（患者 A₁）

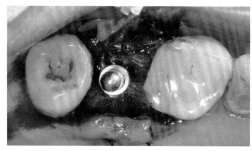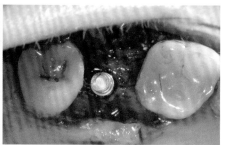

图 1-2-5　平行杆显示定位偏远中（患者 A_1）

图 1-2-6　平行杆显示定位仍偏远中（患者 A_1）

那么在单颗后牙区域，上述定位偏远中的情况是一种个别现象吗？

　　下面的两个病例（患者 B_1 和患者 C_1）均为单颗后牙缺失，术前软硬组织情况较好（图 1-2-7，图 1-2-9）。两个病例由不同医师完成定位，但是均出现了定位偏远中的现象（图 1-2-8，图 1-2-10），且这一现象在上、下颌后牙均可能发生。

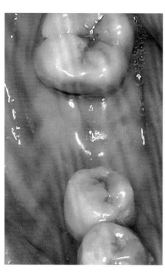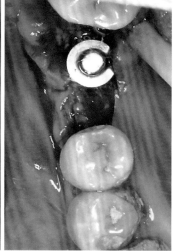

图 1-2-7　术前口内𬌗面观（患者 B_1）

图 1-2-8　术中定位偏远中（患者 B_1）

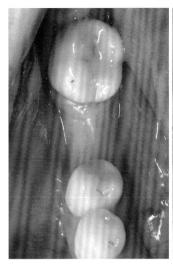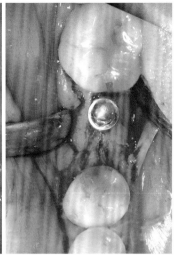

图 1-2-9
术前口内𬌗面观（患者 C₁）

图 1-2-10
术中定位偏远中（患者 C₁）

　　可见，初学者在后牙种植体植入时较易发生定位偏远中的情况，究竟是什么原因导致的这种问题？又应如何纠正呢？

　　这一问题的主要根源在于医师的视觉偏差。在手术过程中，许多医师习惯位于患者的右前方进行操作。因此在进行手术时，并非完全从正颊侧观察，而是存在从前向后的角度偏倚（图 1-2-11）。不难看出，不同的观察角度会对种植定位造成一定的影响。

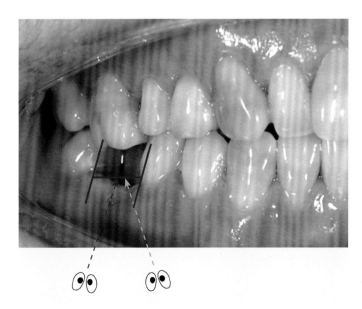

图 1-2-11　术者视线
紫色标示线为正颊侧观察，绿色线为颊侧偏前方观察

如图1-2-12为一例单颗后牙种植病例的术中情况，如果我们习惯性地从右前方观察，会误以为钻针的位置（定位）偏近中，而图中蓝色箭头所示位点会误认为正中位点。如果此时我们将视线平移至正颊侧观察（图1-2-13），则上述钻针所处的位置恰为缺牙间隙的近远中平分点，即理想的定位位置。正是由于这样的视觉偏差，使初学者在手术定位时误认为定位已经居中，而难以发觉这种定位的错误。

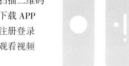

①扫描二维码
②下载APP
③注册登录
④观看视频

①扫描二维码
②下载APP
③注册登录
④观看视频

视频1　视觉偏差1　　　　　　　　　　视频2　视觉偏差2

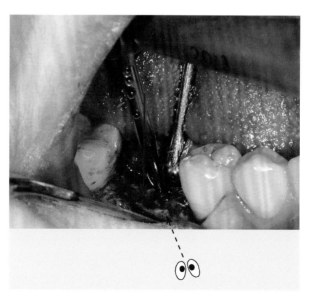

图1-2-12　术者视线偏前方

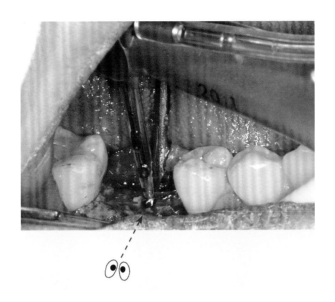

图 1-2-13　术者视线为正颊侧

因此，在手术中应该尽量从正颊侧观察。为了做到这一点，需要医师及助手相互协作。助手应尽量牵拉口角，充分提供良好的视野；而医师必须采取合适的体位，并调整患者体位，在保证手术视野的同时，又能使医师处于较为舒适的体位。一般来说，建议采取以下体位：

1区：嘱患者头稍偏向左侧，术者位于患者约9点的位置（图1-2-14，图1-2-15）。

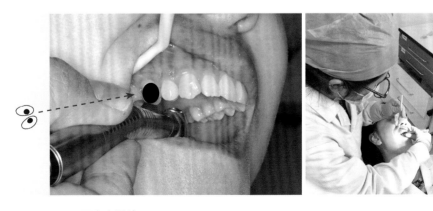

图 1-2-14　1区术者视线

图 1-2-15　1区术者及患者体位

2区：嘱患者头偏向右侧，术者位于患者12点到1点的位置，更偏向于1点（图1-2-16，图1-2-17）。

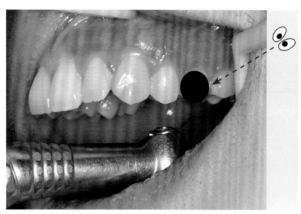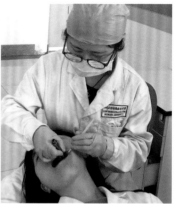

图 1-2-16　2 区术者视线

图 1-2-17　2 区术者及患者体位

3区：嘱患者头稍偏向右侧，在定位时，术者位于患者1点到2点位置，可平行直视钻针与邻牙的相对位置（图1-2-18，图1-2-19）。

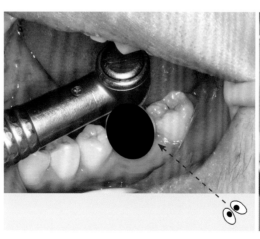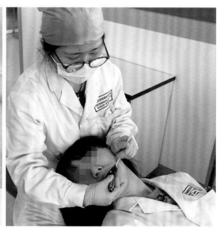

图 1-2-18　3 区术者视线

图 1-2-19　3 区术者及患者体位

4区：嘱患者头稍偏向左侧，在定位时，术者可位于常规的9点位置，然后转向11点到12点的位置进行备洞，可平行直视钻针与邻牙的相对位置（图1-2-20，图1-2-21）。

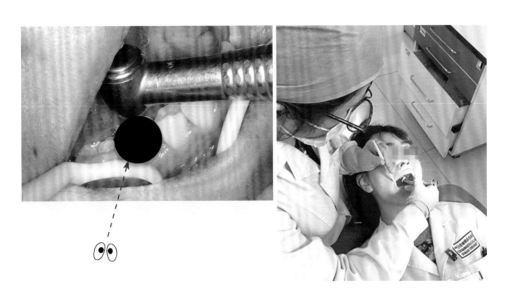

图 1-2-20　4 区术者视线

图 1-2-21　4 区术者及患者体位

上、下颌前牙区：术者位于患者正后方，约12点的位置（图1-2-22，图1-2-23）。

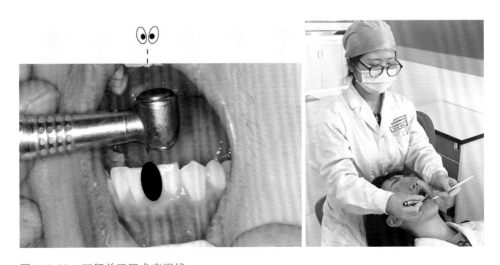

图 1-2-22　下颌前牙区术者视线

图 1-2-23　上、下颌前牙区术者及患者体位

需要指出的是，在进行种植手术的关键步骤（如定位、平行杆检查或种植体植入）时，为了获得更好的观察视野，医师可略微前倾身体，调整患者的头位，尽量完全从正颊侧进行观察，从颊侧确认好钻针位置后，保持手机不动，而术者变化体位，从患者正前方校正钻针是否在中央窝连线上，从而在三维的角度把握植入位点。

那么，如果在术中已经发现了定位偏差，该如何进行纠正呢？

当发现了定位偏远中后（图1-2-24），第一种方法是改用具有侧向切割作用的钻头（如球钻、侧向切割钻等），向近中扩展已备洞形（图1-2-25），使洞口由圆形变成一个近远中向的椭圆形（图1-2-26），此时椭圆中心应与理想植体洞形的中心重叠，然后再换用更大的扩孔钻，按照新的正确位点继续扩孔。扩孔后，采用相应的平行杆检查方向和位置，可将定位偏差的问题得以纠正（图1-2-27）。此时如果已经没有合适直径的平行杆，则可用钻针替代以指示方向。

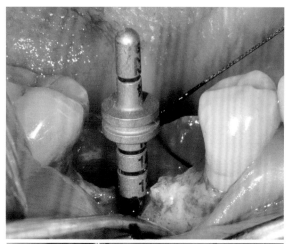

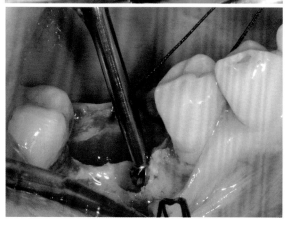

图 1-2-24　平行杆显示定位偏远中

图 1-2-25　使用小球钻将洞形向近中扩大

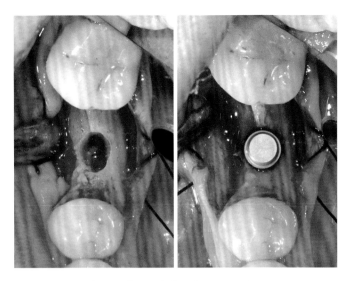

图 1-2-26　扩大后形成近远中向的椭圆形洞形

图 1-2-27　再次预备后,平行杆显示植入位点位于缺牙间隙正中

　　然而在一些病例中，定位偏远中较多（图 1-2-28），当目测与理想的植入窝洞没有重叠时，则需采用第二种方法，即重新使用先锋钻在理想位置定位（图 1-2-29），然后再按照新的理想位点进行逐级备洞，并不断用平行杆反复检查位置（图 1-2-30），最终将窝洞制备在比较理想的位置（图 1-2-31）。

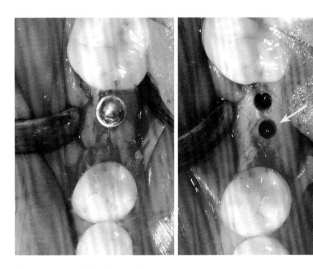

图 1-2-28　定位偏远中较多

图 1-2-29　重新在理想位点（黄色箭头示）进行定位

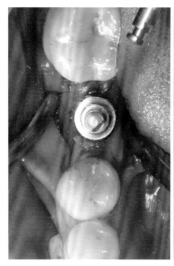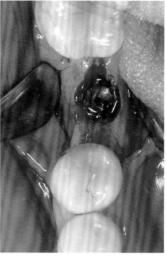

图 1-2-30　不断用平行杆检查方向

图 1-2-31　最终的理想位置

　　综上所述，可以根据偏离位置的多少来选择合适的改向方法。前面提到的患者 A_1（17 缺失），上级医师发现定位偏远中，提醒医师 A_1 需要进行改向。医师 A_1 采用前文提到的第一种方法，用小球钻将洞形向近中拉伸后，形成椭圆形洞口。再次放入平行杆后，可见其位置较开始时已向近中有所修正，但仍未达到理想的植入位点（仍稍偏远中）（图 1-2-32）。

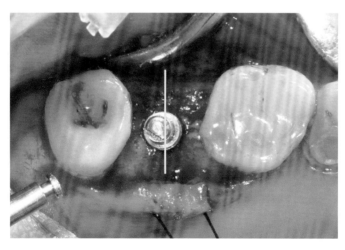

图 1-2-32　改向效果不明显，定位仍偏向远中（患者 A_1）
黄线示平分缺牙间隙的假想连线

这又是什么原因导致的呢？将种植窝扩展成椭圆形后，下一级钻针进入时远中阻力更小，很容易在钻孔时偏向远中，导致改向不彻底。因此，在最开始进行椭圆形制备时，可适当过矫正（图1-2-33），稍微多向近中拉伸一些，使椭圆中心与理想植体洞形的中心重叠（图1-2-34），从而使下一级钻针进入时获得相近的近远中阻力，避免钻针仍向原来偏离的位置滑动。医师 A$_1$ 按照这一原理再次进行改向后，得到了较为理想的植入窝洞（图1-2-35），将种植体植入了理想的位点（图1-2-36）。

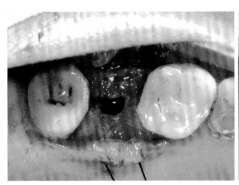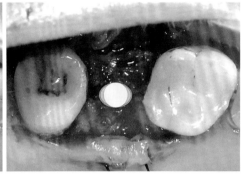

图 1-2-33　过矫正后骀面观（患者 A$_1$）

图 1-2-34　校正轨迹（蓝色示）与理想洞形的关系（黄色示）（患者 A$_1$）

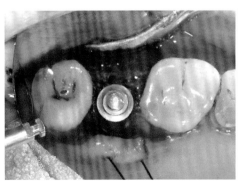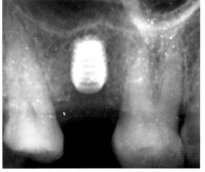

图 1-2-35　校正后的植体窝洞（患者 A$_1$）

图 1-2-36　最终植入理想位置（患者 A$_1$）

远中游离缺失的病例容易偏远中的主要原因是什么？又应如何从根源上避免这一情况的发生呢？

在临床工作中，我们还会遇到一些远中游离缺失的患者。在进行这类病例的治疗时，同样需要注意避免定位偏远中的情况发生。**但是由于缺乏远中牙齿的参考，怎样才能将种植位点放在近远中向较为适中的位置呢？**种植体和天然牙邻接点之间最好有 1.5mm 间隙（至少 1mm），则要求一个 4mm 直径的种植体中心位点与邻牙远中边缘距离至少为 4mm（图 1-2-37）。但在临床操作中，精确测量两者的距离非常困难。而医师在临床操作中出于安全性考虑，为了避免伤及邻牙，定位往往容易偏远中，这样就会造成修复时存在近中悬臂结构（图 1-2-38）。这种悬臂结构不仅不利于后牙咬合力的传导，还会大大增加水平性食物嵌塞的可能性。如果在术中发现定位偏远中，同样可以采用前文介绍的改向方法，修正后再植入种植体。

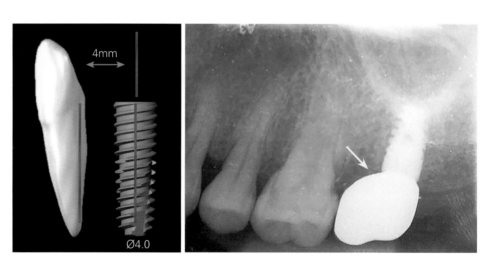

图 1-2-37　天然牙与种植体间距示意图

图 1-2-38　修复体近中形成悬臂结构（黄色箭头示）

在这种情况下，是否可以人为提供一个远中参考点以利于种植体植入呢？如图1-2-39所示，患者15、16、17缺失，由于经济原因，想先修复一颗牙齿。术前检查提示15区骨量及角化龈均较理想（图1-2-40~图1-2-42）。在种植术中做切口时，可参照对侧同名牙尺寸，获得假想的牙冠近远中径。在假想牙冠的远中边缘位置做一个小的垂直切口作为远中止点标志（图1-2-43，图1-2-44）。这样既可在术区远中建立参考点，又可在定位时更容易定在近远中中心的位置，从而更好地植入种植体（图1-2-45~图1-2-47）。

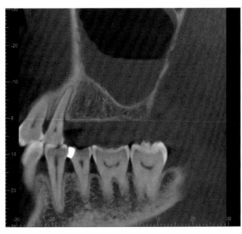
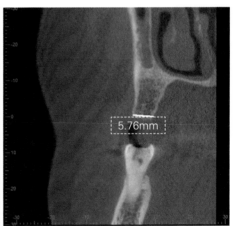

图 1-2-39　缺牙位点 CBCT 矢状面观

图 1-2-40　15 位点 CBCT 冠状面观

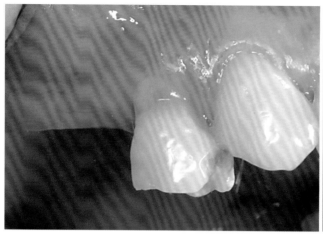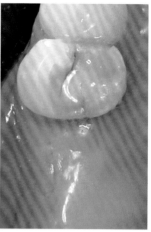

图 1-2-41　缺牙位点口内颊面观

图 1-2-42　缺牙位点口内𬌗面观

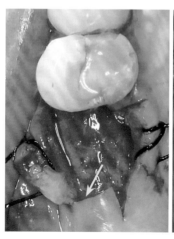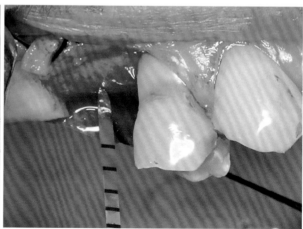

图 1-2-43　术中于假想牙冠远中做附加切口（黄色箭头示）

图 1-2-44　术中颊面观,定位有近中牙冠和远中附加切口作参考

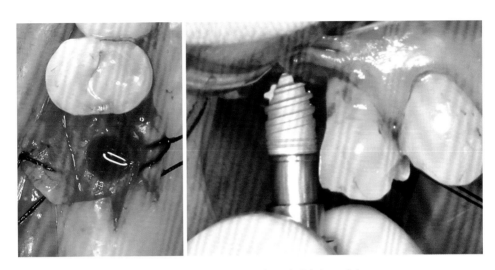

图 1-2-45　备洞完成后,种植窝洞位于近中牙冠与远中附加切口中间

图 1-2-46　植入种植体

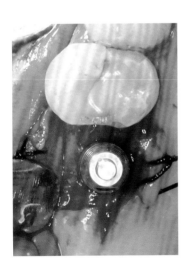

图 1-2-47　种植体植入后口内殆面观,显示种植体长轴位于近中牙冠与远中附加切口中间

二、定位偏舌侧或颊侧

患者 D_1 的 17 缺失，CBCT 显示骨宽度为 11.55mm，骨高度欠佳，为 6.13mm（图 1-2-48）。计划植入 6mm×5.7mm 种植体，以避免行上颌窦提升术，达到微创效果。

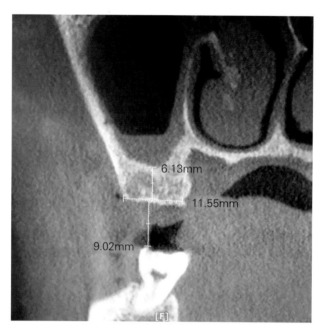

图 1-2-48　缺牙位点 CBCT 冠状面观（患者 D_1）

医师 D_1 在手术中进行种植窝洞制备（图 1-2-49），并且植入种植体。此时种植体颊侧螺纹暴露（图 1-2-50，图 1-2-51），与术前的骨宽度分析明显不一致。**为什么 11mm 宽度的牙槽骨未包绕 6mm 直径的种植体呢？** 医师 D_1 在仔细分析原因后，发现由于翻瓣时未将腭侧瓣完全翻开，从而错误估计了腭侧骨边缘的位置，导致定位偏向颊侧，最终出现了种植体的颊侧骨暴露。

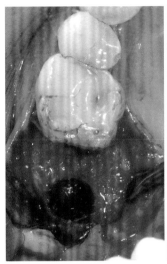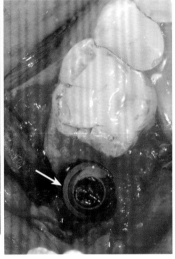

图 1-2-49　窝洞制备后口内𬌗面观,显示颊侧骨壁菲薄(患者 D₁)

图 1-2-50　植入种植体后发现颊侧螺纹暴露(𬌗面观)(患者 D₁)
黄色箭头示暴露处

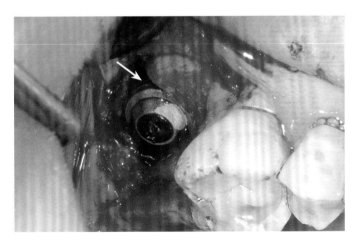

图 1-2-51　植入种植体后发现颊侧螺纹暴露(颊面观)(患者 D₁)
黄色箭头示暴露处

出现上述问题后，医师 D_1 采用上颌窦提升基台作为大直径愈合帽（图 1-2-52），支撑嵴顶部位，并在颊侧植入人工骨替代材料（图 1-2-53），以利于颊侧骨恢复。术后 CBCT 显示种植体植入偏颊侧，不利于咬合力的垂直传导（图 1-2-54，图 1-2-55）。

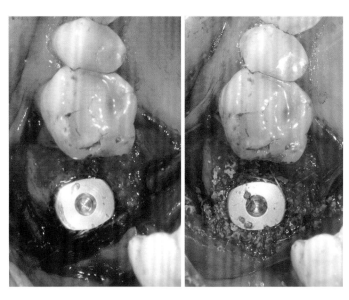

图 1-2-52　放入上颌窦提升基台（患者 D_1）

图 1-2-53　术区植入人工骨替代材料（患者 D_1）

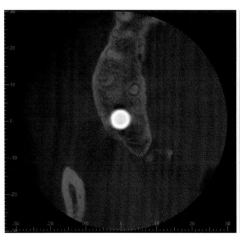
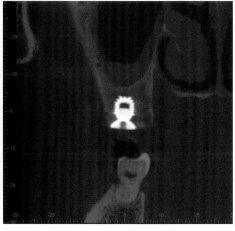

图 1-2-54　术后 CBCT 水平面观，显示种植体偏颊侧（患者 D_1）

图 1-2-55　术后 CBCT 冠状面观，显示种植体偏颊侧（患者 D_1）

由此可见，除了定位偏远中这一偏差，初学者也常会出现颊舌侧定位不准确的情况，其主要原因是种植术区腭侧未完全暴露。**对于这类问题，我们又可以通过哪些方法避免呢？**首先，翻瓣范围应足够大，保证完全暴露术区。同时，可以采用 3-0 的丝线牵拉颊、腭瓣，完全暴露牙槽骨的颊舌侧边界（图 1-2-56）。

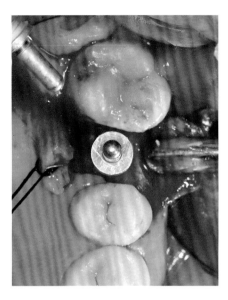

图 1-2-56　采用丝线牵拉利于暴露术区

下面我们来讨论定位偏舌侧的情况。如图 1-2-57 所示，医师在定位后发现位置偏舌侧，若不进行改向，可能会影响后期修复。图 1-2-58 中绿色实线标明了理想的修复体外缘，如果按照现在的种植窝洞位置进行修复，患者戴入最终修复体后，舌侧可能会产生较明显的异物感。此外，平行杆指向对颌牙腭尖的腭侧边缘（图 1-2-59），而非理想腭尖的颊斜面（即轴向偏舌侧），不利于咬合力的传导。因此，我们需要对其进行改向。可以采用侧向切割钻向定位孔的颊侧扩展修整成一个颊舌向的椭圆形，使其中心位于中央窝连线上。再用下一级扩孔钻扩孔，并用对应直径的平行杆再次检查方向（如果没有对应直径的平行杆，可采用钻针进行检查）（图 1-2-60~图 1-2-63）。

通过以上讨论，相信大家已经对种植体定位偏差的问题有了一定的了解。**那么是不是所有的病例都应遵从这一规律呢？**

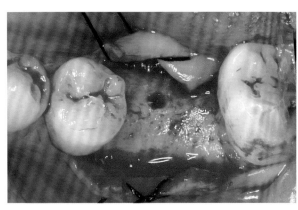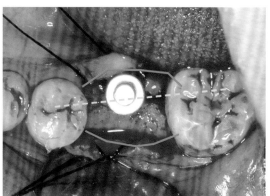

图 1-2-57　术中发现备洞偏舌侧

图 1-2-58　平行杆在中央窝连线（黄色虚线示）偏舌侧,平行杆边缘已经到达理想修复体舌侧边缘绿色实线为理想修复体边缘假想线

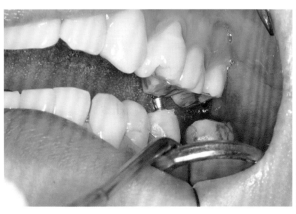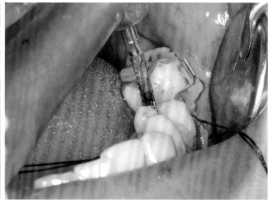

图 1-2-59　平行杆指向了对颌牙腭尖的腭侧边缘,而理想的指向为该牙的腭尖的颊斜面

图 1-2-60　采用侧向切割钻向颊侧改向

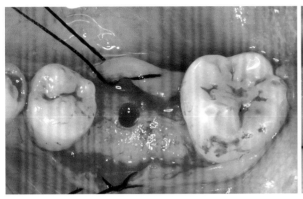 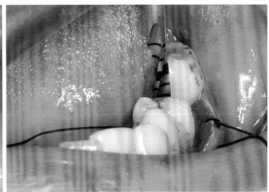

图 1-2-61　扩大后的洞形为颊舌向的椭圆形

图 1-2-62　换用大一号扩孔钻,在近远中邻牙殆面中央窝连线上继续扩孔

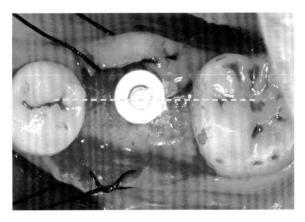

图 1-2-63　再次放入对应直径的平行杆,显示平行杆基本位于近远中邻牙殆面中央窝连线上(黄色虚线示)

如图 1-2-64~ 图 1-2-66 所示，患者 E_1 25 缺失，医师 E_1 按照中央窝连线，平分近远中径的原则进行定位，似乎达到了比较理想的位置。但上级医师仍对其进行了纠正，最终植入种植体。究竟哪里存在问题呢？仔细分析口内照片，发现该患者的 24 已行牙体预备。因此，在定位时需预留出该牙的修复空间，以免受其影响，造成定位的偏差。此类病例建议先行 24 修复，从而让术者有更为直接的近中参考。

临床病例复杂多变，需要大家在临床中仔细思考，认真分析每一位患者的特殊情况，制订手术计划，最终达到理想的种植修复效果。

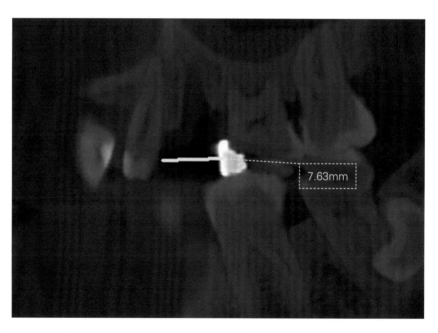

图 1-2-64　缺牙位点 CBCT 矢状面观（患者 E_1）

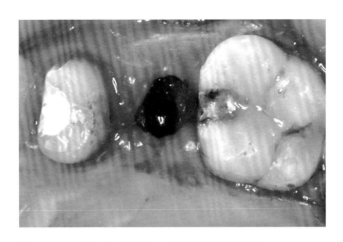

图 1-2-65　第一次备洞后口内𬌗面观（患者 E₁）

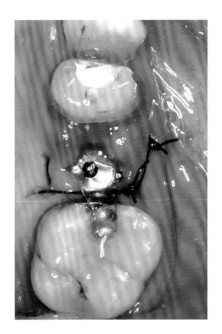

图 1-2-66　最终种植体植入位置（患者 E₁）

第三节 ▎前牙即刻种植的植入位点考虑

近年来，即刻种植得到了越来越广泛的应用。它可以缩短治疗周期，特别是在前牙美学区，可以缩短患者的缺牙时间，同时获得较为稳定的治疗效果。即刻种植（特别是不翻瓣即刻种植）较常规种植具有一定特殊性，本节将单独讨论关于前牙即刻种植的位点考虑，了解如何避免出现相应的定位偏差。

在即刻种植中，如果在翻瓣后植入种植体（图1-3-1），则可暴露唇侧骨壁，便于掌握植入方向，避免种植体植入方向不当。由于即拔即种备洞时，唇侧阻力小腭侧阻力大，因此，在术中备洞时很容易偏离理想轴向，甚至从唇侧穿出（图1-3-2）。但是研究证明，翻瓣对于软组织存在不利影响，所以一些医师选择进行不翻瓣手术。

此时为了达到准确定位，应该怎样感知肉眼看不见的唇侧骨壁呢？

除了可以根据牙槽骨的外轮廓进行预估，还可以在术中将左手的示指和拇指分别放在牙槽骨的唇、舌（腭）侧，通过本体感受来辅助定位（图1-3-3）。在术中植入种植体前，还应该用钻针分别触碰唇侧和舌（腭）侧骨壁（图1-3-4，图1-3-5），反复感受两者中间的空间范围，同时左手扪诊辅助定位进行钻孔。然而，这需要医师有较多的临床经验和较好的空间感知能力。**那么有没有一些客观的评判标准呢？**

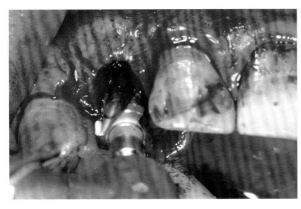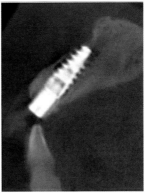

图 1-3-1　翻瓣即刻种植手术

图 1-3-2　CBCT 显示种植体根方偏唇侧

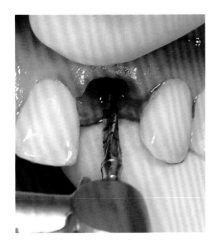

图 1-3-3　左手示指及拇指感知唇腭侧骨壁
辅助定位

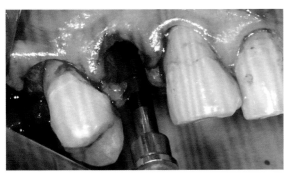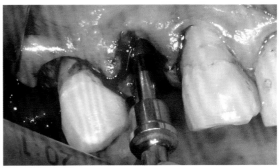

图 1-3-4　用钻针感受腭侧骨壁

图 1-3-5　用钻针感受唇侧骨壁

在进行第一级钻针备孔后（图1-3-6），用平行杆检测位置和方向（图1-3-7），显示与种植体同直径的平行杆唇侧边缘与唇侧牙龈缘有约2mm的间隙，如果继续按照这一方向进行扩孔，种植体唇侧与唇侧骨板间间隙足够。在每一级钻针扩大后，都应该用平行杆再次校正位置（图1-3-8~图1-3-10），以确定备孔的轨迹始终与唇侧骨壁间有足够间隙，满足"三二原则"中的"二"原则。最后，可根据病例需要进行即刻微创拔牙或直接植入种植体（图1-3-11）。

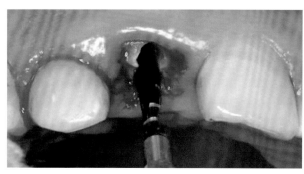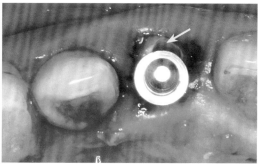

图1-3-6　即刻种植定位，钻针应偏腭侧，以保证与唇侧骨壁有足够间隙

图1-3-7　定位后用平行杆检测位置和方向，可以看到平行杆外缘（即将来的窝洞边缘）与唇侧骨板之间约2mm（黄色箭头示）

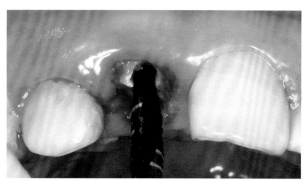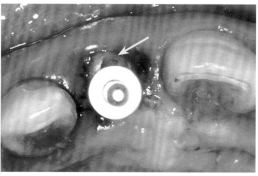

图1-3-8　继续换用下一级扩孔钻进行扩孔

图1-3-9　再次用平行杆检测位置和方向，可见窝洞唇侧与骨板间仍有足够间隙（黄色箭头示）

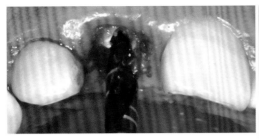
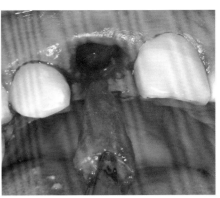

图 1-3-10　继续换用下一级扩孔钻进行扩孔

图 1-3-11　拔除患牙

在完成拔牙和种植窝预备后，需要再次确认，拔牙窝中存在两个孔（图1-3-12），偏颊侧的孔为拔牙窝；偏腭侧的孔为种植体预备洞形。

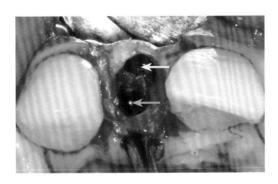

图 1-3-12　术区可见拔牙窝及种植体预备洞形，偏颊侧的孔为拔牙窝（黄色箭头示），偏腭侧的孔为种植体预备洞形（绿色箭头示）

根据这一理想洞形植入种植体，可以保证种植体从颈部到根部均与唇侧骨板有 2mm 间隙（图 1-3-13）。我们可以发现，确定这一位置的过程其实与是否翻瓣并无明显联系，也就是说，不翻瓣手术同样可以进行相对准确的种植体窝洞预备。如图 1-3-14 所示，颊舌向分根微创拔除患牙，探诊确认唇侧骨板的完整性（图 1-3-15），逐级备洞，辅以平行杆反复检测方向。最终也可观察到类似的两个孔，即颊侧的拔牙窝和腭侧的种植体洞形（图 1-3-16）。

如果在定位时发现偏差，也应参考本章第二节中提到的改向方法进行改向后再植入种植体。

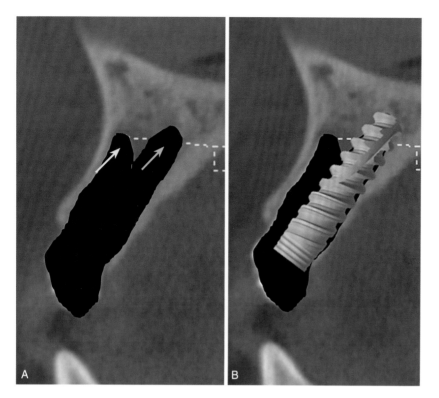

图 1-3-13　种植体植入位置示意图

A. 种植体偏腭侧备洞和植入,从而在种植体植入前形成偏唇侧的拔牙窝(黄色箭头示)和偏腭侧的种植窝(绿色箭头示)　B. 种植体植入后的三维位置

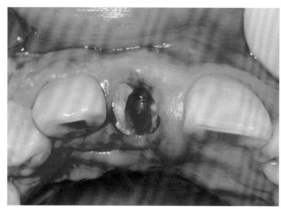
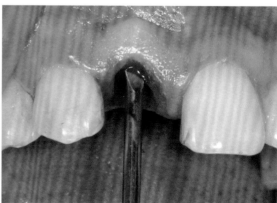

图 1-3-14　术前进行颊舌向分根

图 1-3-15　探查颊侧骨壁的完整性

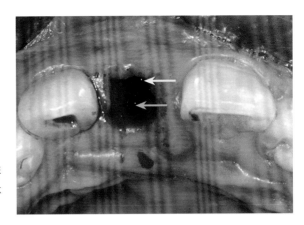

图 1-3-16　术区可见拔牙窝及种植体预备洞形,偏唇侧的孔为拔牙窝(黄色箭头示),偏腭侧的孔为种植体预备洞形(绿色箭头示)

因此,从备洞前、备洞中、备洞完成后,均有相对客观的方法反复确认定位是否准确。**那么在种植体植入后,是否也有方法来确认种植体已经植入了理想位置呢?**

在种植体植入时,在其上方均配有种植体携带体,可以利用携带体做标尺,判断种植体的位置。一些品牌的携带体本身有刻度或凹槽,其距离种植体颈部正好是 3mm 的距离,当这一位置与颊侧龈缘平齐时(图 1-3-17),表明已经达到理想深度,即种植体平台位于牙龈下 3mm。从咬合面看,也可确定唇腭方向上种植体颈部与拔牙窝骨壁之间的间隙与唇侧骨板的厚度之和至少为2mm,也满足"三二原则"(图 1-3-18)。

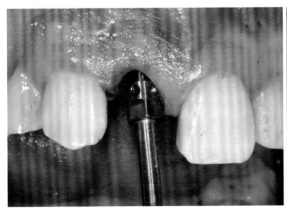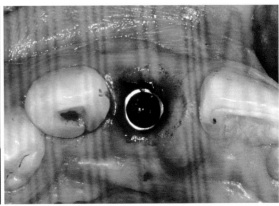

图 1-3-17　通过携带体指示植入深度,提示种植体平台位于牙龈下 3mm

图 1-3-18　种植体植入后,要求其颈部与拔牙窝骨壁之间的间隙与唇侧骨板的厚度之和不少于 2mm

第四节 ▎单颗后牙植入标准流程

在了解有关种植手术定位偏差的各种问题及解决方法后，这里给大家列举一例普通单颗后牙缺失的手术标准流程，以便于您进行学习参考。由于每位医师都有不同的临床操作习惯和特点，但均可以取得很好的植入效果，因此，下面仅提供一些临床建议。

在制订完善的种植手术计划及充分的医患沟通后，即可进行手术。完成常规消毒铺巾后，需要对术区进行麻醉。一般来说，单颗后牙可选择阻滞麻醉与局部浸润麻醉相结合的方式，以确保麻醉效果。在局麻起效后，即可开始进行种植手术。单颗后牙植入的外科手术流程如图 1-4-1~ 图 1-4-8 所示。具体步骤包括：

一、切开翻瓣

一般来说，单颗后牙可选用 12 号刀片，切口为牙槽嵴顶切口加邻牙近缺隙侧的沟内切口，注意切口应在角化龈范围内（图 1-4-1）。可先用刮匙在切口内抵着骨面来回滑动确保完全分离。再采用骨膜剥离子，利用旋转深入的方式翻开全厚瓣，暴露骨面。在进行备洞前，应注意以下几点：①应充分暴露术区，使用缝线牵拉牙龈瓣，以达到更好的暴露效果（图 1-4-2）；②骨面有肉芽组织残留者，应去除干净后再进行备洞；③如果骨面不平整，可以在管嵴距或窦嵴距允许的情况下采用球钻进行平整；④在进行每一级钻预备时，都应注意全程用生理盐水冲洗，以防止备洞产热过多造成高温致骨坏死。

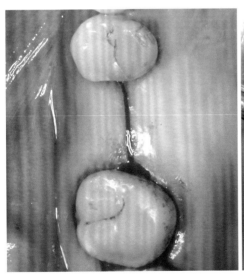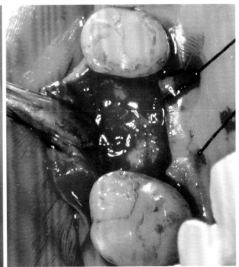

图 1-4-1　牙槽嵴顶及邻牙近缺隙侧的沟内切口

图 1-4-2　翻瓣后丝线牵拉暴露骨面

二、定位

在使用手机时，需注意以下问题：①应注意稳定手腕，通过移动整个前臂达到直上直下的提拉，保证手机运动轨迹呈直线；②应避免以腕关节或肘关节为轴心的弧形运动轨迹；③应防止过度备洞导致的初期稳定性差或伤及近远中邻牙。定位的方法是：首先采用工具盒中的球钻或先锋钻进行定位，观察角度应尽量从正颊侧进行以判断近远中位置，并采用手机不动，术者动的方法，检查钻针长轴在中央窝连线上。在突破骨皮质后，利用平行杆检查定位位置及方向。应注意理想的定位位置是近远中邻牙中央窝连线（图1-4-3）、近远中间隙中点（图1-4-4）及方向指向对颌牙的功能尖窝斜面。若从颊侧偏近中位置观察，由于近中邻牙遮挡，则会导致定位不准确。

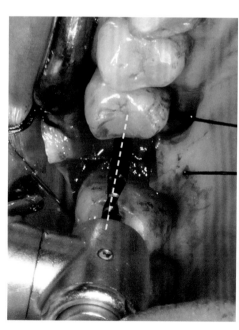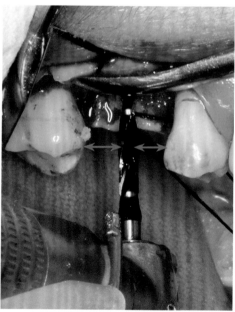

图 1-4-3 钻针在近远中邻牙中央窝连线上（黄色虚线示）定位

图 1-4-4 钻针平分缺牙间隙近远中距离（绿色箭头示）

三、逐级备洞

依次更换钻针将定位逐级扩宽，并根据钻针刻度指示达到预定深度。备洞深度可比预计种植体深1mm左右，但应注意避让重要解剖结构。在逐级备洞时，应注意要垂直上下提拉机头，一方面可以减少深入的阻力，另一方面利于冷却水到达钻针尖端。在钻孔时，应时刻关注钻针是否在理想的三维位置，防止由于骨密度不均或视角问题导致的位置偏移。注意在更换钻针时，应不断使用平行杆复查方向（图1-4-5）。部分种植系统需要在两个备孔钻之间使用皮质骨成形钻进行过渡，具体可参照厂家指导进行使用。在备洞完成后，如果此时窝洞渗出较少，应等片刻血液润湿洞壁后再进行植入（图1-4-6），利于血凝块形成，促进愈合。

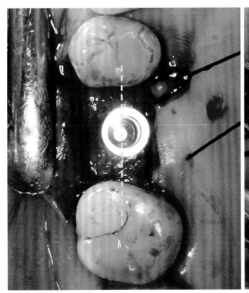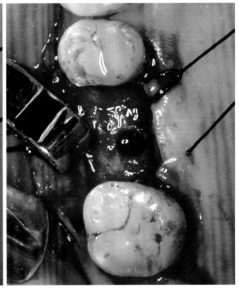

图 1-4-5　平行杆指示方向，提示位点位于近远中邻牙中央窝连线上（黄色虚线示）

图 1-4-6　完成窝洞制备

四、植入种植体

在植入种植体前，部分系统需要进行颈部成形及攻丝。具有自攻性的种植体可直接植入种植体窝。打开包装后，将种植体连接器卡入携带体。注意保持种植体向上，避免松脱滑落，同时，种植体不要接触任何物体。植入时可采用慢速手机植入或手动植入。植入过程中应辅以外力保证种植体按照预想角度植入（图1-4-7），同时应避免过大扭矩。骨水平种植体应达到种植体边缘平齐骨面。植入后可以根据携带体方向最后确定种植体是否达到满意的位置和角度；如果有偏差还可以通过旋出部分或全部种植体，调整方向后再重新植入。之后，取下种植体携带体。最后，根据初期稳定性选择愈合基台或覆盖螺丝。在旋入基台或覆盖螺丝前可使用生理盐水冲洗种植体内部，避免由于血凝块等造成固位干扰。

五、对位缝合

在埋入式愈合中，可采用间断缝合或褥式缝合，严密对位缝合伤口，达到

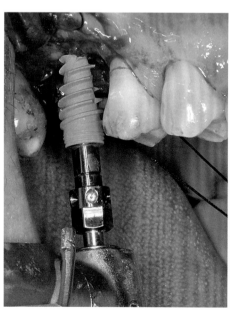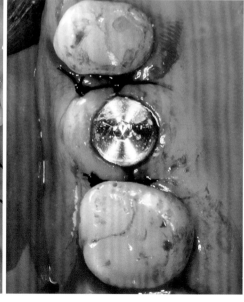

图 1-4-7　植入种植体

图 1-4-8　缝合伤口

无张力缝合。在非埋入式愈合中,一般采用愈合帽近远中面各进行一针的间断缝合(图1-4-8);或采用水平褥式缝合,使牙龈更好地贴附于愈合帽周围。

六、术后影像学检查

术后应进行影像学检查,以确认种植体植入的位置是否理想。

七、术后注意事项

术后应告知患者相关注意事项,包括:①可能会有疼痛肿胀等现象;②避免食用刺激性食物;③避免剧烈运动;④注意清洁口腔卫生等。可根据需要给予抗炎止痛药物及抗生素。

视频3　口腔种植手术精准植入的临床操作1　　视频4　口腔种植手术精准植入的临床操作2

第二章

如何避免连续多颗牙种植手术中的定位偏差

相对于单颗牙种植手术而言，连续多颗牙种植手术所面临的定位问题更为多样化和复杂化，需要医师对方案设计和手术操作进行更加全面具体的考量。本章将通过大量的临床病例解析，总结在连续多颗牙种植手术中常见的定位偏差，仔细分析错误原因并阐明在应对这类病例时可以采用的技巧和方法。

第一节 | 连续多颗牙种植手术中的近远中向定位偏差

一、缺牙区近中种植体的定位偏差

患者 A₂ 的 26、27 连续缺失（图 2-1-1，图 2-1-2），医师 A₂ 先对 2 区缺牙处进行了位点保存，待愈合 3 个月以后又为该患者进行了 2 区的连续多颗牙种植手术。在手术过程中，医师 A₂ 常规切开、翻瓣，并确认术区位点保存效果较为良好，并用钻针在 26 和 27 牙位上进行定位，然后逐级备孔、预备种植窝洞，最后分别植入两颗种植体（图 2-1-3~ 图 2-1-5）。仔细观察最终植入种植体以后的图片，从中可以发现什么问题吗？

图 2-1-1
术前口内检查，显示 26、27 连续缺失（患者 A₂）

图 2-1-2
种植术前 CBCT，显示 2 区位点保存术后（患者 A₂）

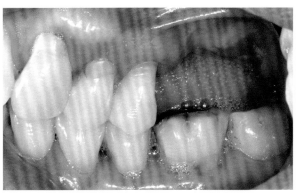
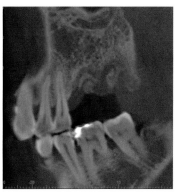

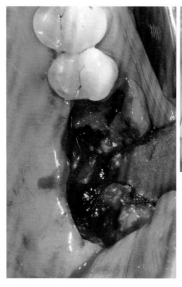
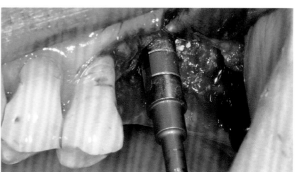

图 2-1-3　翻瓣，暴露骨面（患者 A₂）

图 2-1-4　制备种植窝洞（患者 A₂）

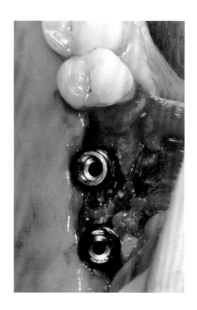

图 2-1-5　植入种植体（患者 A₂）

　　而医师 A₂ 在手术后回顾手术过程时，发现在手术初期最初的宽颈平行杆就位后，定位已经偏向了远中。从图 2-1-6 中可以看到假想的 26 牙冠与 25 牙冠之间存在一个明显的间隙。不难推测，如果在后期设计牙冠时想要填满修复间隙，则只能在 26 牙冠的近中形成一个悬臂结构，这样一来最终的牙冠修复效果势必会存在缺憾。

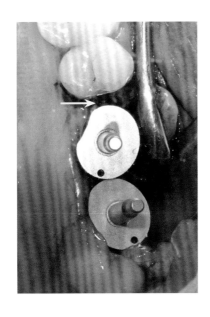

图 2-1-6　放入宽颈平行杆（患者 A$_2$）
黄色箭头示假想的 26 牙冠与 25 牙
冠之间存在明显的间隙

　　那么医师 A$_2$ 在连续多颗缺牙区近中定位种植体时，将其定在了较为偏远中的位置上，这仅仅是一个偶然的现象吗？

　　我们来看下面这个病例。患者 B$_2$ 的 16、17 缺失（图 2-1-7），医师 B$_2$ 检查后发现缺牙区软、硬组织情况均较为良好，于是医师 B$_2$ 根据常规流程为患者进行了 1 区的连续多颗牙种植手术。术后 4 个月时患者复诊取模，技师灌制模型后制作最终牙冠，结果在 16 牙冠的近中同样出现了一个悬臂结构（图 2-1-8）。

　　这是什么原因呢？ 医师 B$_2$ 开始回忆之前的手术过程，这才发现自己在定位 16 位点种植体时发生了偏差。仔细观察术中照片（图 2-1-9）和术后 CBCT（图 2-1-10），不难发现，医师 B$_2$ 将 16 牙位种植体定在了略偏远中的位置上，原本 16 牙位种植体的近中修复间隙应该只占半个牙冠宽度，但现在明显变大了，导致最终修复的 16 牙冠近中出现了悬臂结构。

　　究竟是什么原因，使得在连续多颗牙种植时缺牙区近中的种植体定位容易偏向远中呢？

　　首先，我们来简单回顾一下单颗牙种植时的定位原则和过程。如图 2-1-11 所示，患者 36 缺失，那么理想的近远中定位位置应该是种植体中心位于 35 远中邻面和 37 近中邻面外形高点连线的中点处（图 2-1-12）。换言之，在定位单颗牙种植位点时，需要依靠相邻近远中的两颗天然牙作为参照，保证种植体与相邻两颗天然牙之间的距离相等，从而避免在近远中向上的定位出现偏差。

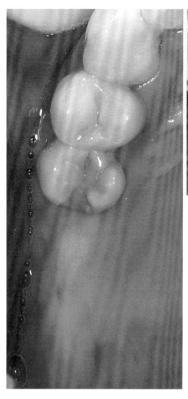
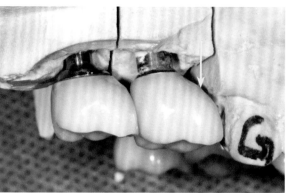

图 2-1-7　术前口内检查，显示 16、17 缺失（患者 B_2）

图 2-1-8　模型上试戴牙冠（患者 B_2）
黄色箭头示悬臂结构

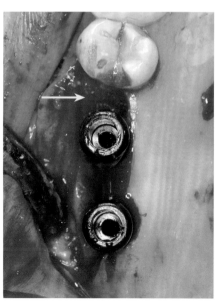
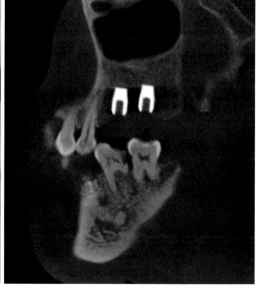

图 2-1-9　术中𬌗面观（患者 B_2）
黄色箭头示 16 牙位种植体的近中修复间隙偏大

图 2-1-10　术后 CBCT（患者 B_2）

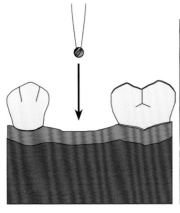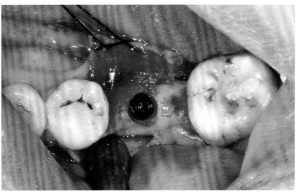

图 2-1-11　定位在近远中邻牙邻面外形高点连线的中点处

图 2-1-12　预备后的种植窝

　　然而，在进行连续多颗牙种植手术时，在缺牙区近中拟植入的种植体往往缺乏远中天然牙作为参照，因此，医师在定位时会将大部分注意力集中在仅有的参照物——近中天然牙上，经验尚浅的医师更会将钻针刻意摆放在较偏远中的位置，以防在后续定位、备洞的过程中伤及近中天然牙的牙根。所以在连续多颗牙种植时，缺牙区近中种植体定位偏向远中的现象才会频频发生。

二、缺牙区远中种植体的定位偏差

　　连续多颗牙种植手术中，对缺牙区近中种植体完成定位后，就可以依次对远中种植体进行定位了。**那么在这个定位过程中，又将会面临怎样的困难呢？**

　　我们来看下面这个病例。患者 C_2 的 46、47 连续缺失（图 2-1-13），45 残根，缺牙区软、硬组织条件尚可。按照常规手术流程，切开、翻瓣后暴露骨面，先以 45 残根为参照物，利用小球钻对 46 牙位种植体进行定位（图 2-1-14）。然后，医师 C_2 以缺牙区远中天然牙（即 48）为参照物对 47 牙位种植体进行了定位，然而这次定位却不太顺利。

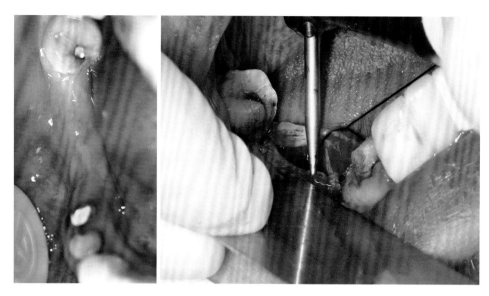

图 2-1-13　术前口内检查,显示 46、47 连续缺失,45 残根,缺牙区软、硬组织条件尚可 (患者 C_2)

图 2-1-14　术中定位 46 牙位(患者 C_2)

　　医师 C_2 在最开始定位 47 牙位种植体时，钻针偏向近中，于是重新定位后再预备种植窝洞。仔细观察术中照片，可以发现 47 牙位种植体最初的定位（图 2-1-15）确实明显偏向近中，那么这又是什么原因造成的呢？

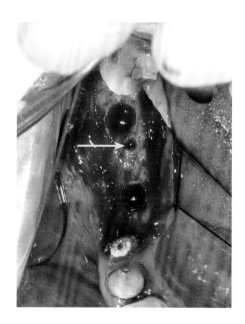

图 2-1-15　预备种植窝后(患者 C_2) 黄色箭头示 47 牙位种植体最初的定位

原因类似于本章第一节中的描述，在缺牙区远中种植体定位时，医师缺少了近中天然牙作为参照物，于是将大部分注意力放在了仅有的参照物——远中天然牙上。为了防止在定位、窝洞预备的过程中伤及邻牙牙根，医师将钻针摆放在了偏向近中的位置上，造成缺牙区远中种植体的定位偏向近中。

值得一提的是，患者 C_2 缺牙区远中仍有天然牙存在，定位远中种植体时仍然可以将其作为一个重要的参照物。但是在临床中，我们常会遇到远中游离端缺失的患者，那么在这种近远中均缺乏参照物的情况下，远中种植体的定位过程又容易出现什么偏差呢？

患者 D_2 的 15、16、17 连续缺失，综合评估了患者术区的骨量条件和经济情况之后，医师 D_2 计划在 15 和 17 牙位上植入两颗种植体，然后行双端固定桥修复 1 区缺失牙。常规翻瓣后暴露骨面，医师 D_2 用钻针进行定位、逐级备孔，种植窝预备后植入种植体，最后缝合创口（图 2-1-16~ 图 2-1-18）。仔细观察术中照片，不知道大家有没有发现什么问题？两颗种植体的近远中向定位是否都正确呢？

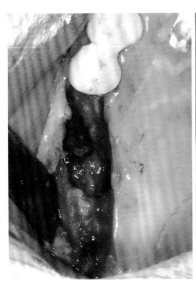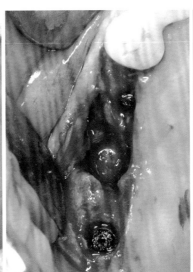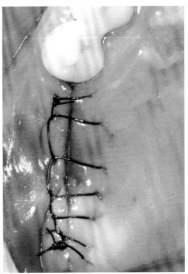

图 2-1-16　切开、翻瓣（患者 D_2）

图 2-1-17　植入种植体（患者 D_2）

图 2-1-18　缝合创口（患者 D_2）

由于患者 D_2 缺牙区远中游离端缺牙，医师 D_2 仅仅凭借肉眼其实很难直观判断 17 牙位种植体的定位是否正确。术后 3 个月，患者 D_2 复诊取模，技师灌制模型后制作最终牙冠。为患者 D_2 戴牙前，医师 D_2 先将牙冠放在模型上试戴观察，结果发现 17 牙冠的近中部分形成了一个悬臂结构（图 2-1-19）。此时，医师 D_2 才发现术中为患者 17 牙位种植体定位时，没有使用任何辅助参照物，结果定位偏向了远中（图 2-1-20）。

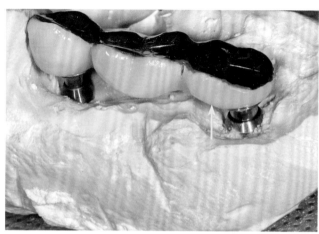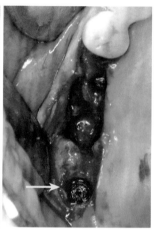

图 2-1-19　模型上试戴牙冠（患者 D_2）
黄色箭头示悬臂结构

图 2-1-20　术中 17 牙位种植体定位偏远中（黄色箭头示）（患者 D_2）

患者 D_2 远中游离端缺牙，医师 D_2 在定位远中种植体时偏向了远中，这是一种个别现象，还是普遍现象呢？

我们再来看下面这个病例。患者 E_2 远中游离端缺牙，要求种植修复 16 和 17。医师 E_2 按照常规后牙种植的流程，切开、翻瓣暴露骨面，在 16 和 17 牙位上定位后逐级备孔，分别植入两颗种植体，覆盖愈合帽后填入骨替代材料并缝合（图 2-1-21～图 2-1-25）。**仔细观察一下，患者 E_2 的远中种植体定位是否也发生了偏差呢？**

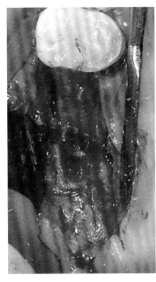
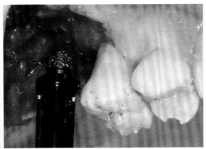
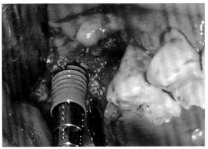

图 2-1-21　切开、翻瓣（患者 E₂）

图 2-1-22　定位、备洞（患者 E₂）

图 2-1-23　植入种植体（患者 E₂）

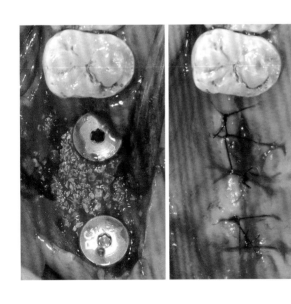

图 2-1-24　覆盖愈合帽、填塞骨替代材料（患者 E₂）

图 2-1-25　缝合（患者 E₂）

5个月后，医师 E_2 为患者 E_2 戴牙，并拍摄 X 线片以确认牙冠就位情况。从 X 线片中可以清楚地看到 17 牙冠近中形成了悬臂结构（图 2-1-26），17 牙位种植体定位偏向远中，此外，种植体轴向也同时存在偏差。

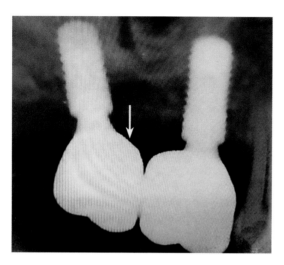

图 2-1-26　戴牙后 X 线片（患者 E_2）
黄色箭头示 17 牙冠悬臂结构

　　在患者远中游离端缺牙时，医师对缺牙区远中种植体的定位把控非常困难，这是为什么呢？因为定位时缺乏了近、远中天然牙作为参照物，在此种情况下，如果医师又没有利用辅助工具或是作出辅助定位的参考标记，那么远中种植体的定位很容易出现偏差。此时医师为了避免种植体和种植体之间的距离过近，有可能会将远中植体定位在更为偏向远中的位置上。

第二节 ▎连续定位的技巧及辅助定位的方法

　　本章第一节中，我们通过大量的病例阐述分析了在连续多颗牙种植时容易出现的定位偏差，那么究竟该如何寻找出每一颗种植体的正确位置？又该如何在手术时设计参照物辅助定位呢？

一、连续定位的技巧

　　在连续多颗牙种植时，我们知道要遵循"安全距离原则"，即种植体与种植体之间至少间隔 3mm 的距离，同时种植体与天然牙之间至少留有 1.5mm 的距离，这样才能尽量减少种植体周围骨吸收的发生。

　　那么在满足"安全距离原则"的基础上，怎样才能又快又准地定位每一颗种植体的位置呢？ 下面让我们来做一些有趣的算术。

　　如图 2-2-1 所示，患者连续缺失了两颗前磨牙，该如何定位拟植入的这两颗种植体的位置呢？

近远中

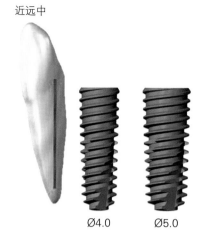

图 2-2-1 两颗前磨牙连续缺失

Ø4.0 Ø5.0

　　根据"安全距离原则"，近中种植体距离天然牙至少要有1.5mm的距离，所以近中种植体的轴心距离近中天然牙的距离计算如下：1.5+4.0/2（近中种植体的半径）= 3.5mm≈4mm。同样的，两颗种植体之间至少要有3mm的距离，因此，两颗种植体轴心之间的距离计算如下：4.0/2（近中种植体的半径）+3+5.0/2（远中种植体的半径）=7.5mm≈8mm。在这种情况下，就完成了两颗牙冠近远中径均为8mm的前磨牙种植修复（图 2-2-2）。

近远中

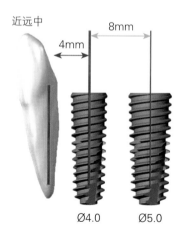

8mm

4mm

图 2-2-2 两颗前磨牙的定位位置

Ø4.0 Ø5.0

　　以上是关于游离端两颗前磨牙连续缺失的定位方案，那么如果是下面这种情况又该怎么办呢？虽然也是两颗前磨牙连续缺失，但近远中天然牙之间的修复距离被限定为15mm（图 2-2-3），此时该如何选择种植体的直径呢？

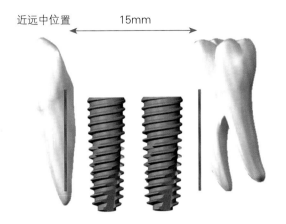

近远中位置   15mm

图 2-2-3　近远中天然牙之间的修复距离为 15mm

首先仍要牢记"安全距离原则"，既然近、远中的两颗种植体距离天然牙各自至少要有 1.5mm 的距离，两颗种植体之间又至少要有 3mm 的距离，所以能为两颗种植体提供的剩余空间可以通过如下计算得出：即 15–1.5–1.5–3=9mm。那么此时如果有 4.0mm 和 4.5mm 直径的种植体可以选择，又该如何设计呢？是选择两颗直径 4.5mm 的种植体呢？还是选择两颗直径 4.0mm 的种植体呢？

此时我们一定要为手术留下足够的空间，可以选择植入两颗直径 4.0mm 的种植体，或者选择植入两颗直径分别为 4.0mm 和 4.5mm 的种植体，这样才能够在术中操作时做到游刃有余，保证种植体和种植体之间以及种植体和天然牙之间都留有一定的安全距离（图 2-2-4）。

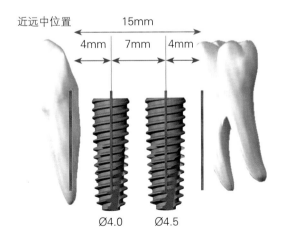

近远中位置   15mm

4mm　7mm　4mm

Ø4.0　　Ø4.5

图 2-2-4　两颗前磨牙的种植体直径及定位位置

我们再来看下面这种情况，患者 F$_2$ 的远中游离端连续缺失两颗前磨牙和一颗磨牙，此选择植入三颗种植体或者选择植入两颗种植体都不违反原则。**那么如果选择植入两颗种植体（图 2-2-5），该如何定位呢？如果选择植入三颗种植体（图 2-2-6），又该如何定位呢？**

近远中

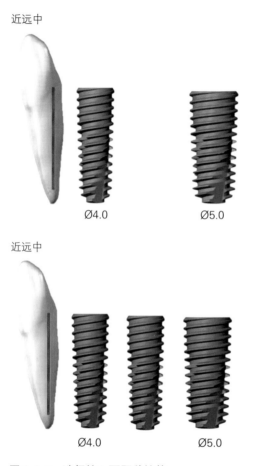

图 2-2-5　选择植入两颗种植体

图 2-2-6　选择植入三颗种植体

　　首先来想一想，如果选择植入两颗种植体然后进行双端固定桥修复，那么近中种植体轴心距离近中天然牙之间的距离是多少呢？按照"安全距离原则"，仍然可以进行如下计算：1.5 + 4.0/2（近中种植体的半径）=3.5mm≈4mm。但是两个种植体轴心之间的距离又应该如何去计算呢？患者需要在缺牙区修复出两颗前磨牙和一颗磨牙的牙冠，那么先来回顾一下成年人天然恒牙牙冠的宽度（表 2-2-1）。

表 2-2-1　恒牙冠宽测量统计表(平均数)

	牙位	冠宽(mm)
	中切牙	8.6
	侧切牙	7.0
	尖牙	7.9
上颌	第一前磨牙	7.2
	第二前磨牙	6.7
	第一磨牙	10.1
	第二磨牙	9.6
	中切牙	5.4
	侧切牙	6.1
	尖牙	7.0
下颌	第一前磨牙	7.1
	第二前磨牙	7.1
	第一磨牙	11.2
	第二磨牙	10.7

注：冠宽为牙冠近中面与远中面最突出点间的水平距离

　　为了方便大家记忆，可以粗略地估计前磨牙冠宽为 7~8mm，磨牙冠宽为 9~10mm。再来看患者 F_2，两个种植体轴心之间的距离等同于一个半前磨牙的冠宽再加上半个磨牙的冠宽，所以这段距离可以通过如下方法计算出来：8/2（半个第一前磨牙的冠宽）+ 8（一个第二前磨牙的冠宽）+ 10/2（半个磨牙的冠宽）= 17mm（图 2-2-7）。

　　这种定位设计的方法同连续种三颗种植体时的定位方法是一样的。经过计算，当在缺牙区设计植入三颗种植体时，位于缺牙区最近中的种植体轴心与最远中的种植体轴心之间的距离仍然是 17mm（图 2-2-8）。

　　我们已经介绍了在游离端连续缺失两颗前磨牙时可采用的定位方法，那么如果游离端连续缺失一颗前磨牙和一颗磨牙，定位计算方法和前面是否完全一致呢？

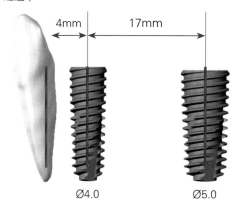

近远中

4mm　17mm

Ø4.0　Ø5.0

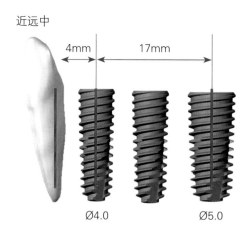

近远中

4mm　17mm

Ø4.0　Ø5.0

图 2-2-7　植入两颗种植体的定位方案
在缺牙区近中和远中分别定位、预备窝洞后各植入一颗种植体,后期拟
进行双端固定桥修复

图 2-2-8　植入三颗种植体的定位方案
在缺牙区连续植入三颗种植体,后期拟进行三颗种植体支持式单冠修复

　　首先,还是将近中种植体的轴心定在距离天然牙4mm的位置上,但此时如果仍将两个种植体轴心之间的距离定为8mm,那么是可以满足种植体之间的"安全距离原则"。但是,修复的结果仍然是两颗前磨牙牙冠的形态(图2-2-9),因此,需要把位于缺牙区远中的种植体向远中再移动一些(图2-2-10)。**那么究竟移动多少距离才是正确的呢?**

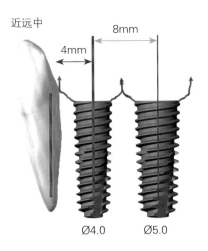

近远中

4mm

8mm

Ø4.0   Ø5.0

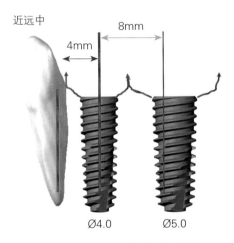

近远中

4mm

8mm

Ø4.0   Ø5.0

图 2-2-9　若缺牙区远中的种植体位置不变,则只能修复出两颗同样大小、冠宽为 8mm 的前磨牙形态牙冠

图 2-2-10　将缺牙区远中的种植体向远中再移动 1mm 左右的距离后,可修复出一颗冠宽为 8mm 的前磨形态牙冠和一颗冠宽为 10mm 的磨牙形态牙冠

　　其实只需要将远中的种植体向远中再移动 1mm 左右的距离即可,这是怎么计算出来的呢? 其实很简单,两颗种植体轴心之间的距离计算如下:8/2(前磨牙冠宽的一半)+ 10/2(磨牙冠宽的一半)= 9mm。而原来两颗种植体轴心之间的距离是 8mm,因此远中种植体只需要向远中再移动 1mm,这样就会修复出一颗前磨牙形态牙冠和一颗磨牙形态牙冠(图 2-2-11)。

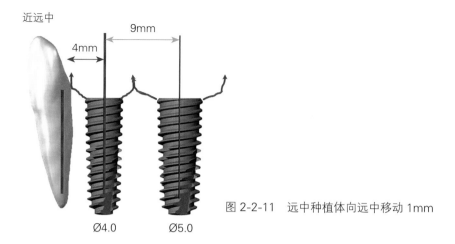

近远中

图 2-2-11　远中种植体向远中移动 1mm

Ø4.0　　Ø5.0

同样是连续缺失一颗前磨牙和一颗磨牙，可是修复间隙被限定为 18mm，此时又该如何定位呢？如果仅仅满足种植体之间距离大于 3mm，可能会作出如图 2-2-12 所示的定位设计，但是最终修复牙冠时会在磨牙牙冠的远中形成一个悬臂结构。因此，我们仍然需要按照修复指导外科的原则，根据最终修复牙冠的宽度来指导定位，将远中的种植体向远中移动以获得较为合适的定位（图 2-2-13）。

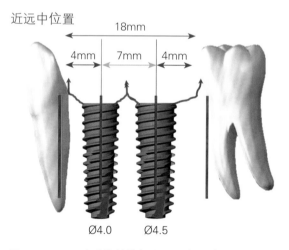

近远中位置

18mm

4mm　7mm　4mm

Ø4.0　Ø4.5

图 2-2-12　远中种植体修复的牙冠会形成悬臂结构

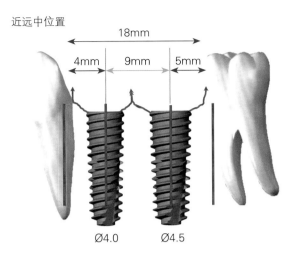

近远中位置

18mm

4mm　9mm　5mm

Ø4.0　Ø4.5

图 2-2-13　正确的定位位置

二、辅助定位的方法

由于缺乏参照物，连续多颗牙种植手术在定位时容易发生偏差，因此我们提出以下几种方法辅助定位：

（一）种植手术导板

当术区容易出现定位偏差时，可以借助手术导板来避免定位偏差的发生（图 2-2-14）。手术导板的原理主要是在术前充分设计好种植体的植入位点，将术前的模拟植入位点信息较为准确地转移到手术导板上，然后在术中利用手术导板来还原术前设计的种植体定位效果，从而减小术中自由手植入种植体后发生定位偏差的可能性。

（二）远中纵形辅助切口

对于远中游离端牙齿连续缺失的患者，缺牙间隙近中的种植体通常有邻近天然牙作为参考，而远中的种植体由于缺乏口内参照物，常会使术者难以预判修复位置。此时，我们可以采用一个远中纵形切口来辅助标记、预判修复牙冠的宽度，帮助定位远中的种植体（图 2-2-15）。

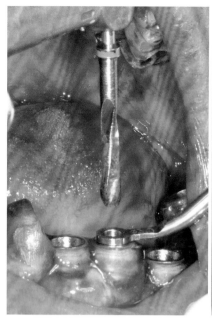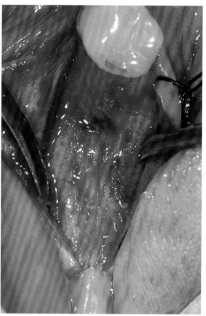

图 2-2-14　种植手术导板辅助定位, 避免定位误差

图 2-2-15　远中纵形切口辅助标记

（三）辅助定位系统

有些种植体生产厂商推出了辅助定位的器械, 例如种植导向工具套装, 包括硅胶圈、独特平行杆（椭圆形平行杆、三脚架平行杆）、种植体间距尺等（图 2-2-16~ 图 2-2-21）。这些辅助定位工具均可用于检查治疗前可用的植入空间或者在手术中标记种植体植入的位置。

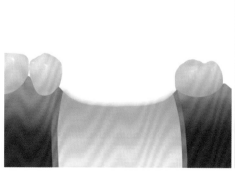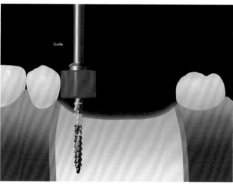

图 2-2-16　缺牙区牙槽嵴

图 2-2-17　导向钻连接模拟了修复牙冠宽度的硅胶圈后进行定位

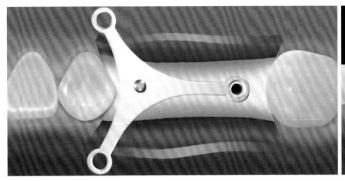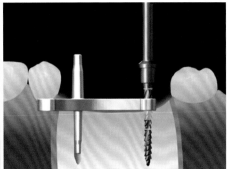

图 2-2-18　配有三种不同距离可供选择的三脚架平行杆(殆面观)

图 2-2-19　连接三脚架平行杆和导向钻后进行定位(颊面观)

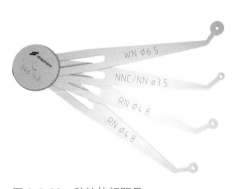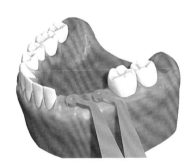

图 2-2-20　种植体间距尺

尺上有 4 个圆盘,大小分别对应不同的种植体颈部直径;用于检查治疗前可用的植入空间或者标记手术中种植体植入的位置

图 2-2-21　在计划植入种植体的位置上用圆盘进行精确定位,然后使用相应的小球钻在圆盘上的小孔处进行标记钻孔,以标出种植窝的中心位置

下面这个病例完整地展示了如何通过定位套装来辅助完成连续多颗牙种植手术。患者 G_2 的 16、17 连续缺失，医师 G_2 拟在 16 和 17 牙位上分别植入两颗种植体。术中切开、翻瓣，暴露骨面，将导向钻与模拟磨牙牙冠宽度的硅胶圈连接后在 16 牙位上进行定位（图 2-2-22，图 2-2-23），注意将硅胶圈贴紧相邻近中天然牙的远中面。接着对 17 牙位种植体进行定位，先将椭圆形的宽颈平行杆置入 16 牙位的窝洞内，然后就可以同时利用 16 牙位上的平行杆和 18 作为 17 牙位种植体定位时的近、远中参照物，实现 17 牙位种植体的准确定位（图 2-2-24）。安放平行杆检测窝洞预备的位置是否合适后，植入种植体缝合创口（图 2-2-25，图 2-2-26）。术后即刻拍摄 X 线片显示，两颗种植体均获得了较为良好的定位（图 2-2-27）。

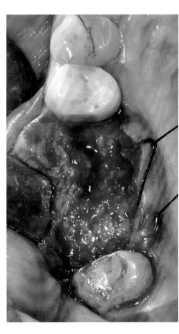

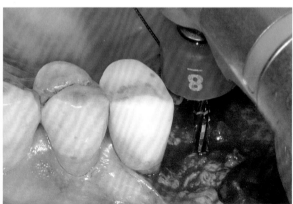

图 2-2-22　切开、翻瓣（患者 G_2）

图 2-2-23　利用连接了模拟前磨牙牙冠宽度硅胶圈的导向钻，对 16 牙位种植体进行定位（患者 G_2）

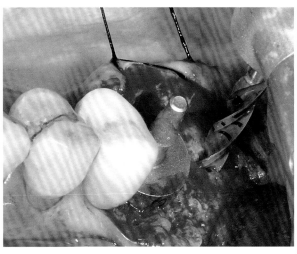

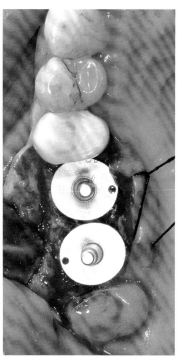

图 2-2-24　利用 16 牙位上的平行杆和 18 分别作为近、远中参照物对 17 牙位种植体进行定位（患者 G₂）

图 2-2-25　利用模拟了磨牙牙冠宽度的椭圆形平行杆来检测窝洞预备的位置（患者 G₂）

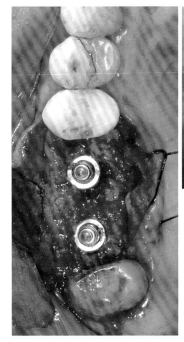

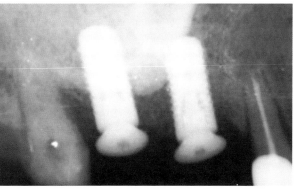

图 2-2-26　植入种植体后观察，发现两颗种植体位置均较为合适（患者 G₂）

图 2-2-27　术后即刻拍摄 X 线片显示两颗种植体均获得了良好的定位（患者 G₂）

同样，当连续缺失牙数较多时，仍可以用定位工具来辅助定位。患者 H₂ 的 34、35、36、37 连续缺失，医师 H₂ 拟在 34、36 和 37 牙位上分别植入三颗种植体。术中切开、翻瓣，暴露骨面（图 2-2-28），将导向钻与模拟前磨牙牙冠宽度的硅胶圈连接后在 34 牙位上进行定位，同样要注意将硅胶圈贴紧相邻近中天然牙的远中面（图 2-2-29）。

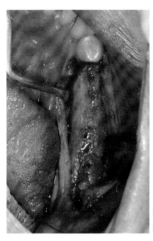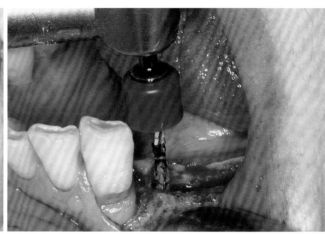

图 2-2-28　切开、翻瓣（患者 H₂）

图 2-2-29　利用连接了模拟前磨牙牙冠宽度硅胶圈的导向钻对 34 牙位种植体进行定位（患者 H₂）

那么 36 牙位种植体在缺乏参照物的情况下，如何利用辅助工具进行定位的呢？

首先，要确定 36 牙位种植体轴心与 34 牙位种植体轴心之间的距离，即 7.0/2（34 冠宽的一半）+7（35 冠宽）+9/2（36 冠宽的一半）=15mm。之后，就可以利用三脚架平行杆对 36 牙位进行定位了，先将三脚架平行杆的中心插入 34 牙位的种植窝洞中，调整定位距离为 15mm（图 2-2-30），连接导向钻后在 36 牙位上进行定位。这样就可以较为准确地定位 36 牙位种植体。最后，利用模拟了磨牙牙冠宽度的椭圆形平行杆和连接了硅胶圈的导向钻对 37 牙位种植体进行定位（图 2-2-31），之后放置平行杆检测窝洞的方向和位置（图 2-2-32），植入种植体后缝合创口（图 2-2-33）。通过术后 CBCT 可以看到，三颗种植体均获得了较为准确良好的定位（图 2-2-34，图 2-2-35）。

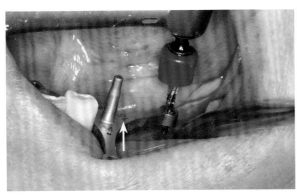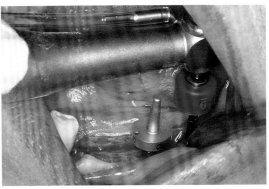

图 2-2-30　利用调整了定位距离为 15mm 的三脚架平行杆对 36 牙位种植体进行定位（患者 H_2）

图 2-2-31　利用模拟了 9mm 磨牙牙冠宽度的椭圆形平行杆和连接了硅胶圈的导向钻对 37 牙位种植体进行定位（患者 H_2）

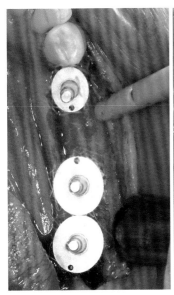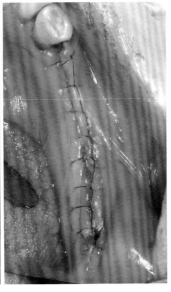

图 2-2-32　分别将模拟牙冠宽度为 7、9 和 9mm 的椭圆形平行杆，依次放入已预备完成的 34、36 和 37 牙位的种植窝洞中，检测窝洞位置及未来修复距离是否合适（患者 H_2）

图 2-2-33　缝合后（患者 H_2）

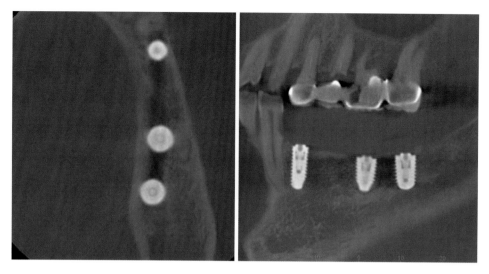

图 2-2-34　术后 CBCT 横截面观,显示 34、36、37 牙位种植体定位准确(患者 H₂)

图 2-2-35　术后 CBCT 矢状面观,显示 34、36、37 牙位种植体轴向及定位良好(患者 H₂)

通过以上对临床常见病例的分类和解析,我们总结出了连续多颗牙种植手术中常见的定位偏差。医师在应对这类病例时,可以尽量对缺牙区的邻近参照物进行选取和设定,并采用相关技巧和简便准确的方法来减少定位过程中毫米级偏差的发生。

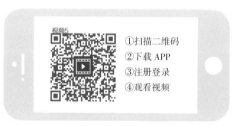

①扫描二维码
②下载 APP
③注册登录
④观看视频

视频 5　连续两颗牙缺失时的定位方案

①扫描二维码
②下载 APP
③注册登录
④观看视频

视频 6　连续三颗牙缺失时的定位方案

第三章
如何避免种植手术中的轴向偏差

在前面章节中，我们已经对种植手术中最为困难和关键的一环——定位中出现的错误进行了总结。本章将继续通过对大量临床病例的分析，总结出种植手术中的另一常见误差——轴向偏差，并对其原因和预防措施进行详细阐述。

第一节 ▍备洞过程中的轴向偏差

一、近远中向偏差

患者 A_3 的 35 缺失，软、硬组织条件较好（图 3-1-1~图 3-1-4），为难度级别较低的常规种植手术。手术由上级医师按照手术标准流程完成最初定位，放入平行杆，可见轴向正确，定位位于中央窝连线，颊、舌侧均留有足够距离（图 3-1-5，图 3-1-6）。

随后，医师 A_3 进一步扩孔后，钻针指示方向如图 3-1-7 和图 3-1-8 所示。

可以看到，此时钻针冠方偏向远中，根方偏向近中，说明医师 M 在进一步备孔过程中发生了轴向的偏差。

那么，这种钻针近远中向的偏斜是一种个别现象吗？

下面这个病例（患者 B_3）首先由有经验的医师按标准原则进行定位，放入平行杆，可见 45、46 位点种植窝位置、轴向理想（图 3-1-9）。之后医师 B_3 进一步逐级扩孔后，植入种植体（图 3-1-10）。

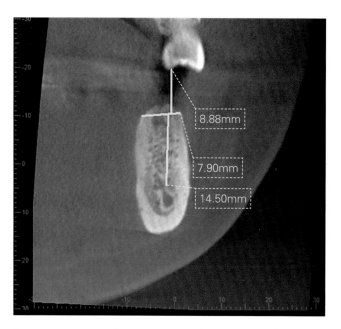

图 3-1-1　CBCT 冠状面观,显示 35 位点颊舌向距离、垂直距离及咬合距离尚可(患者 A₃)

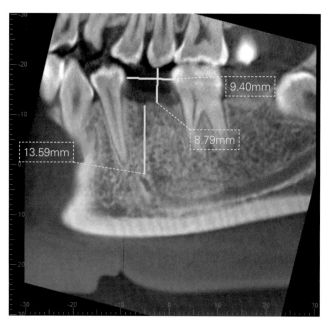

图 3-1-2　CBCT 矢状面观,显示 35 位点近远中距离尚可(患者 A₃)

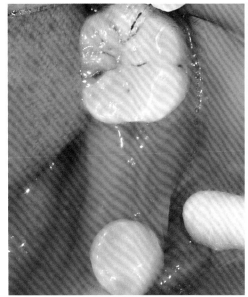

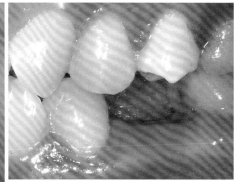

图 3-1-3　缺牙区粭面观,显示软组织条件尚可,35 牙位颊侧未见明显骨吸收(患者 A₃)

图 3-1-4　缺牙区颊面观,显示咬合距离尚可(患者 A₃)

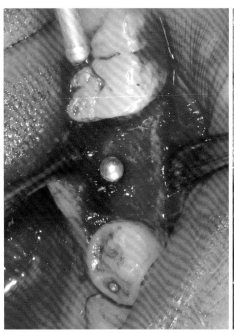

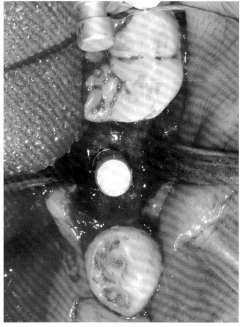

图 3-1-5　定位完成,显示轴向正确(患者 A₃)

图 3-1-6　定位完成,显示轴向尚可(患者 A₃)

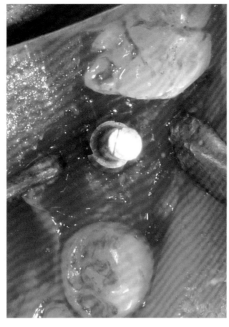

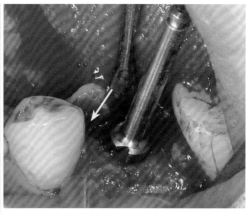

图 3-1-7　扩孔后钻针𬌗面观,显示钻针上方偏远中(患者 A_3)

图 3-1-8　扩孔后钻针颊面观,显示钻针冠方偏远中,根方偏近中(患者 A_3)

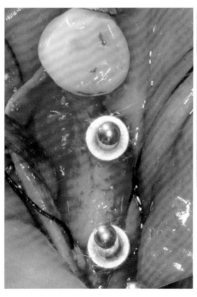

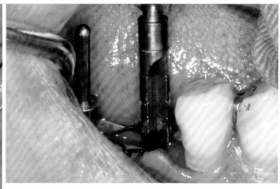

图 3-1-9　定位后平行杆检测,显示 45、46 位点种植窝位置、轴向理想(患者 B_3)

图 3-1-10　逐级扩孔(患者 B_3)

　　术后CBCT 显示种植体定位无明显偏差,但其根方明显偏向近中,冠方偏向远中,距离 45 牙根非常近,险些伤及天然牙牙根(图 3-1-11,图 3-1-12)。

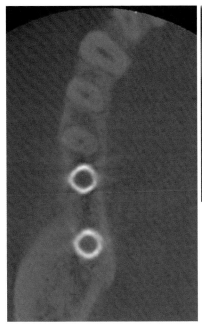

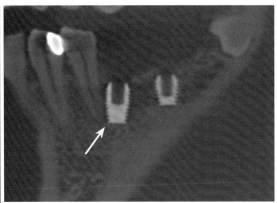

图 3-1-11　术后 CBCT 水平面观,显示种植体定位无明显偏差(患者 B₃)

图 3-1-12　术后 CBCT 矢状面观,显示 46 位点种植体根方明显偏近中(患者 B₃)

　　分析术中情况,可以发现 45 最初平行杆冠方略偏近中,而种植体携带体冠方明显偏向远中,显然,医师 B₃同样在备孔过程中出现了近远中轴向的偏斜(图 3-1-13,图 3-1-14)。

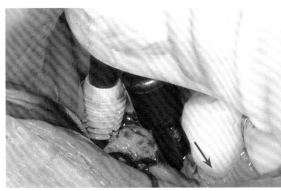

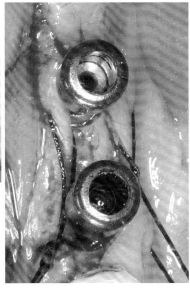

图 3-1-13　45 种植体携带体冠方向远中偏斜(患者 B₃)

图 3-1-14　种植体植入后𬌗面观,显示 45 种植体出现了近远中轴向的偏斜(患者 B₃)

同样，在前牙区我们也发现了类似情况。医师 C_3 准备为患者 C_3 进行 21 即刻种植。在拔除患牙并搔刮牙槽窝后逐级备孔，第一级钻针轴向正确，近远中向通过两邻牙邻面外形高点连线中心，平行杆检查示轴向正确（图 3-1-15~图 3-1-20）。

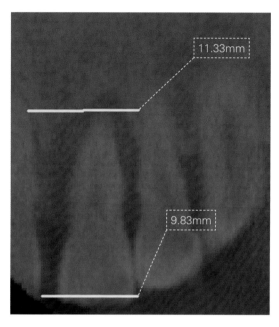

图 3-1-15　CBCT 冠状面观，显示 21 牙槽骨吸收至根尖，无法保留（患者 C_3）

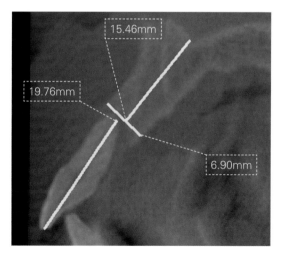

图 3-1-16　CBCT 矢状面观，显示剩余骨高度及骨宽度尚可（患者 C_3）

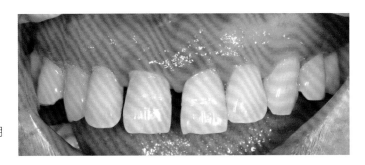

图 3-1-17　口内正面观,显示 21 无明显软组织缺损,牙龈略红肿(患者 C₃)

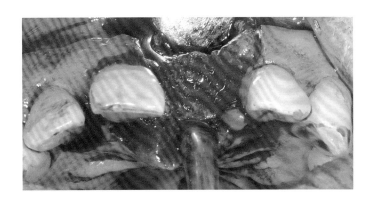

图 3-1-18　拔除 21(患者 C₃)

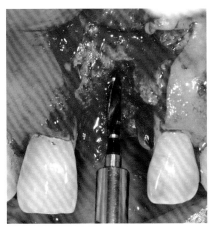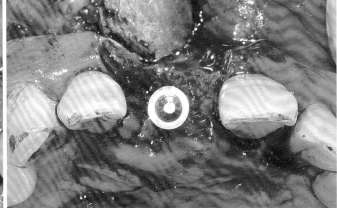

图 3-1-19　第一级扩孔钻备孔(患者 C₃)

图 3-1-20　平行杆显示轴向正确(患者 C₃)

随后，用第二级扩孔钻进行备孔时，钻针根方明显偏近中，冠方偏远中（图3-1-21，图3-1-22）。

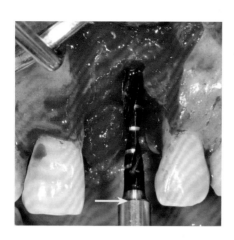

图3-1-21 继续备孔，钻针冠方偏远中（患者 C₃）

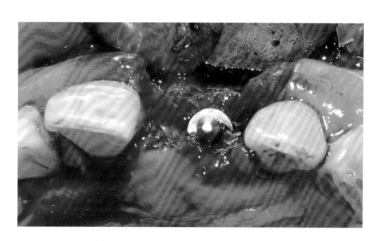

图3-1-22 平行杆显示冠方偏远中（患者 C₃）

通过以上病例我们发现，不同医师在不同牙位进行备孔时频频出现相似的问题，这是一种巧合吗？能否找到原因并且予以解决呢？

1. 在刚开始进行种植手术时，很容易出现手持钻针不稳的情况，并且由于担心预备后的种植窝深度过深或过浅，在备孔时，医师常将注意力完全集中在备孔的刻度，而忽略了钻针方向，没有做到整体控制钻针的角度，可能导致钻针的近远中向偏斜。如图3-1-23~图3-1-25所示，14位点种植窝定位良好，平行杆冠方向近中偏斜。

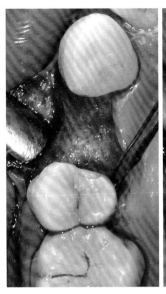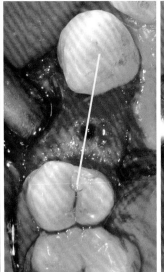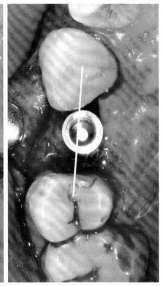

图 3-1-23　术区翻瓣

图 3-1-24　定位理想

图 3-1-25　轴向偏斜

2. 手腕动作　作为一名口腔医师，为了保证操作过程中支点的稳定，常使用手腕转动来调整器械方向。如果在种植窝提拉制备时也习惯性采用这种手腕的转动动作，那么钻针的运动轨迹将是一个以手腕为中心的弧线（图 3-1-26，图 3-1-27），其往骨内越深就越靠近近中，很有可能伤及邻牙牙根。因此在提拉钻针的过程中，应采用软支点，保持手腕不动，用整个前臂的上下运动来使钻针沿其预定的长轴方向做上下提拉动作（图 3-1-28）。

视频7

①扫描二维码
②下载 APP
③注册登录
④观看视频

视频 7　手腕动作

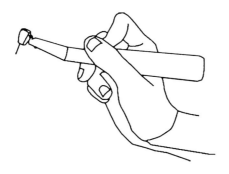

图 3-1-26　手腕向上

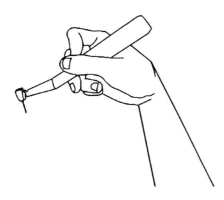

图 3-1-27　手腕向下,造成以手腕为中心的弧
线运动

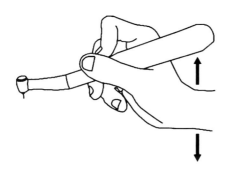

图 3-1-28　手肘上下提拉,实现钻针沿长轴方向
做上下运动

　　3. 体位　备孔时,由于没有位于正确的观察位置,导致视线方向偏斜,使肉眼所见与实际的轴向出现偏差。如果医师在操作的过程中,可以从正确的角度观察,就能帮助其提前进行方向的校正。如图 3-1-21 所示,由于术者位于 9 点位,没有从 21 位点的正颊侧即 12 点位进行观察,影响了肉眼对钻针方向的判断。

二、颊舌向偏差

有些医师没有从术区正颊侧进行观察，导致定位偏远中。相反在视野更为狭窄的后牙区，医师采用第一章建议的将大部分注意力集中于如何保证视线处于正颊侧的角度，从而使钻针位于理想的近远中位置（图 3-1-29，图 3-1-30 ）。

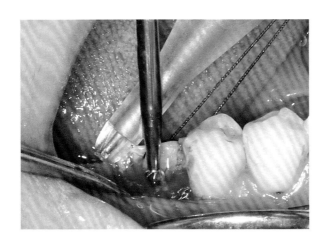

图 3-1-29　钻针近远中位置正确(1)

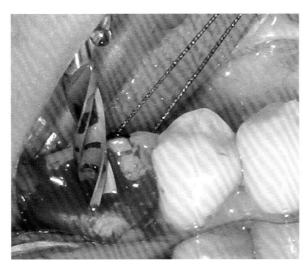

图 3-1-30　钻针近远中位置正确(2)

然而，在完成备孔后从船面观察，却发现定位略偏舌侧，且种植窝轴向冠方偏舌侧，根方偏颊侧，平行杆指向对颌牙功能尖的舌侧（图 3-1-31，图 3-1-32）。如果按照这样的方向植入，将来需要在单颗后牙采用角度基台修复，有可能影响种植修复体长期的稳定性。

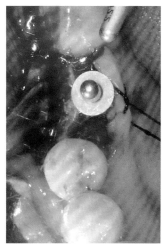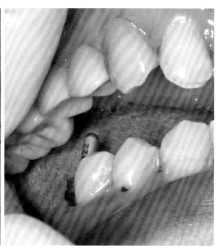

图 3-1-31　定位略偏舌侧

图 3-1-32　平行杆冠方偏舌侧

我们都希望在手术备孔时能同时保证颊舌向和近远中向的轴向正确，利于后期的种植修复以及种植体的长期稳定。如图 3-1-31 和图 3-1-32 所示，医师忽略了校准颊舌方向，导致错误的发生。因此，每位医师在术中都应从多个角度进行观察，在从颊侧确认好钻针位点后，保持手握手机不动，而医师变化体位，从患者前方校正，使钻针在中央窝连线上，从而达到三维的精准植入（图 3-1-33~ 图 3-1-35）。

①扫描二维码

②下载 APP

③注册登录

④观看视频

视频 8　口腔种植手术精准植入的临床操作 3

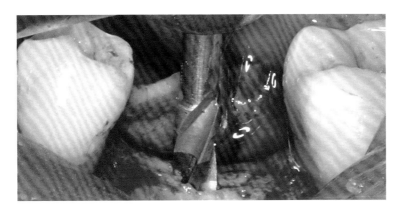

图 3-1-33　正颊侧观,确定近远中位置及轴向正确

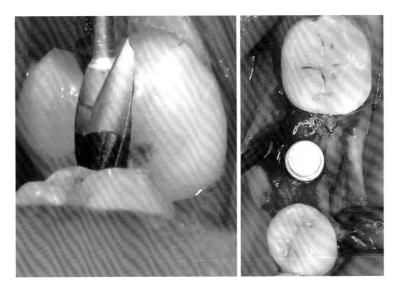

图 3-1-34　近远中观,确定颊舌向位置及轴向正确

图 3-1-35　殆面观,显示定位正确

种植体植入牙槽窝内时，其长轴方向应与原窝洞制备方向保持一致，从而使种植体达到预定的理想位置。

那么在这个过程中会出现何种偏差呢？ 我们来看下面这个病例。

患者 D_3 的 21 唇侧软、硬组织完整，符合即刻种植的适应证（图 3-2-1，图 3-2-2）。

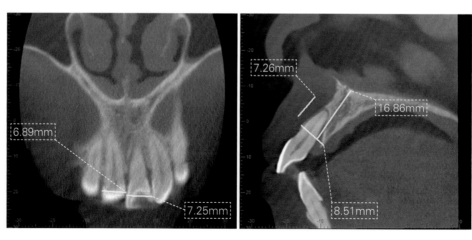

图 3-2-1　CBCT 冠状面观，显示 21 剩余骨量尚可（患者 D_3）

图 3-2-2　CBCT 矢状面观，显示 21 牙槽骨吸收至根尖，无法保留，唇侧软、硬组织完整（患者 D_3）

医师 P 按照即刻种植的微创原则，首先微创拔除牙齿，用左手拇指和示指分别放在颊、舌侧骨壁处，感受手指下方的骨壁振动，完成手术定位。放置平行杆，可以观察到平行杆与唇侧骨壁之间有足够距离，种植窝位于牙槽骨偏腭侧，满足"三二原则"（图 3-2-3~ 图 3-2-5）。

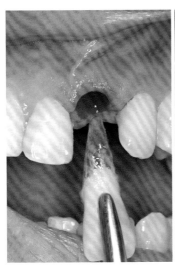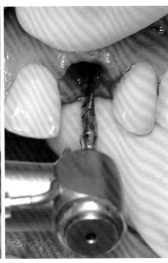

图 3-2-3　拔除 21（患者 D_3）

图 3-2-4　完成定位（患者 D_3）

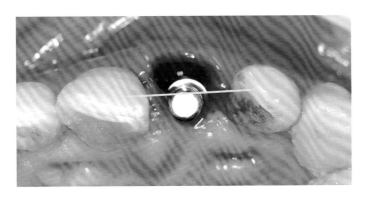

图 3-2-5　定位理想（患者 D_3）

但是，医师 P 按照该方向继续备孔（图 3-2-6）并最终植入种植体时，可以明显看到种植体的唇侧空间减小（图 3-2-7），种植体冠方明显偏向唇侧。

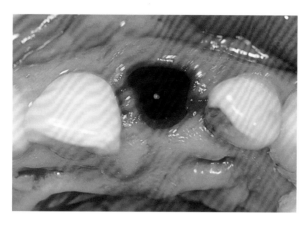

图 3-2-6　继续备孔（患者 D$_3$）

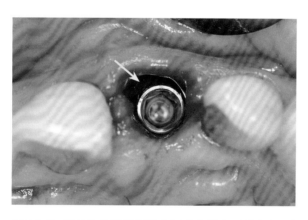

图 3-2-7　种植体的唇侧空间减小（黄色箭头示）（患者 D$_3$）

那么，为什么在第一级定位钻完成后轴向正确，而沿该方向植入种植体的时候就出现了位置的偏斜呢？

前牙美学区即刻种植需要满足"三二原则"（详见第一章第一节）。为了满足这一原则并且获得初期稳定性，种植体窝的扩孔备洞应充分利用腭侧骨，种植体窝应位于拔牙窝腭侧中下份。此时，腭侧牙槽骨较多，唇侧仅在根方余留部分牙槽骨，植入时将会受到向唇侧的推力（图 3-2-8，图 3-2-9）。医师 D$_3$ 在植入种植体时没有抵抗这一阻力，使种植体产生了轴向的偏斜。这种偏斜在扩孔时也时常发生。

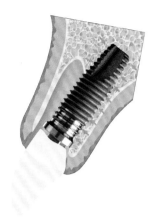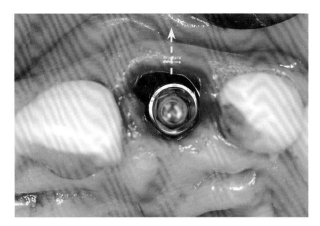

图 3-2-8 唇腭侧阻力不同示意图

图 3-2-9 腭侧阻力较大（黄色箭头示）（患者 D₃）

综上所述，我们提出以下建议：

1. 可以先用牙周探针探明腭侧骨方向，无论是扩孔还是种植体植入时均需要有意识地向腭侧加力，紧贴腭侧骨扩孔及植入，同时保证钻针的轴向稳定，克服向唇侧偏移的力量，否则将会违反"三二原则"，造成种植体过分偏向唇侧，从而引起软硬组织的退缩。

2. 每次扩孔完成均应该放一根导向杆或扩孔钻观察唇侧是否有足够的间隙，种植体植入后也应该观察唇侧的间隙。如果预判到种植体唇侧间隙不够，则应该早期进行扩孔的改向。

3. 使用根形种植体 根形种植体可以减少初期旋入种植体时来自腭侧骨板向唇侧的推力，且更容易获得初期稳定性，并可在一定程度上避免牙槽窝底部穿孔和牙槽突骨板断裂的发生（图 3-2-10，图 3-2-11）。

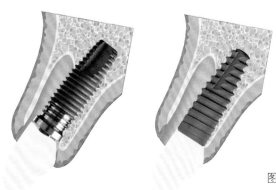

图 3-2-10 柱形种植体即刻种植示意图

图 3-2-11 根形种植体即刻种植示意图

医师 D_3 在即刻种植时出现了颊舌向的偏差，那么常规种植手术中会不会出现相应的问题呢？我们来看下一个病例。

患者 E_3 拔牙 3 个月后就诊，CBCT 显示 36 缺牙区牙槽窝骨小梁疏松，基本完成骨愈合，且舌侧骨密度较高，颊侧骨密度较低（图 3-2-12~ 图 3-2-15 ）。常规翻瓣后，证实术区颊舌侧均存在牙槽骨。

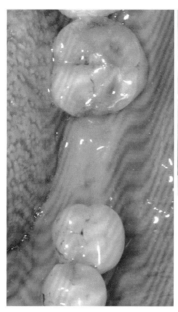
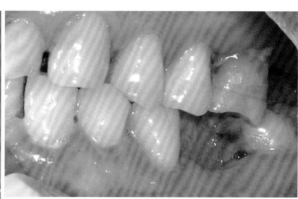

图 3-2-12　口内殆面观,显示 36 缺牙区颊侧轻度骨吸收(患者 E_3)

图 3-2-13　口内颊侧观,显示 36 缺牙区咬合距离尚可(患者 E_3)

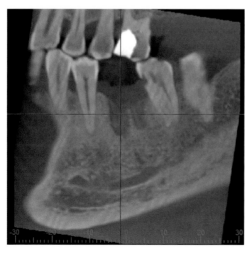
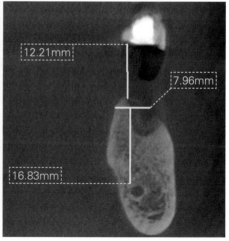

图 3-2-14　CBCT 示 36 缺牙区骨小梁疏松(患者 E_3)

图 3-2-15　CBCT 示颊舌侧骨密度不同(患者 E_3)

医师 E$_3$ 使用第一级定位钻后放入平行杆，可见平行杆位于后牙中央窝连线，位置理想。但是最终种植体植入后，冠方明显偏向颊侧（图 3-2-16，图 3-2-17）。这又是为什么呢？

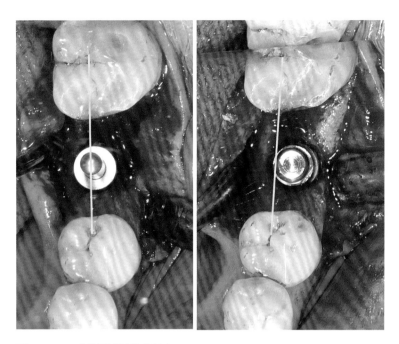

图 3-2-16 定位理想（患者 E$_3$）

图 3-2-17 种植体冠方偏颊侧（患者 E$_3$）

由于颊舌侧骨密度不一致，如果在手术过程中缺乏对抗舌侧阻力的意识，整个种植体窝制备的过程中钻针将会向颊侧偏斜，最终导致种植体出现轴向偏差。术后可见种植体螺纹暴露，随即进行植骨、缝合，完成种植手术。

第三节 ▍轴向偏差的判断及改向方法

在本章第二节中，我们通过大量的病例阐述在种植窝备洞和种植体植入过程中较易出现的轴向偏差问题，那么如何在术中及时发现这种偏差？又该通过何种方式进行改向呢？

一、轴向的判断

（一）近远中向

在钻针达到植入深度后，插入平行杆检测其深度和方向，当患者由于开口度较小，不能从正颊侧进行观察时，应该从平行杆的正上方进行观察，此时若两邻牙的近远中面暴露不一致，则判断钻针轴向偏斜，需要在使用下一级钻针时进行轴向校正。如图3-3-1所示，15位点放入平行杆后，从平行杆正上方观察，14远中邻面暴露较多（图3-3-1），16近中邻面被边缘嵴阻挡，说明平行杆冠方偏远中，根方偏近中，有可能会损伤到14的牙根；校正后，14远中面及16近中面可同时观察到，即轴向正确（图3-3-2）。

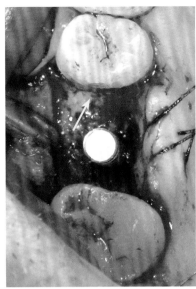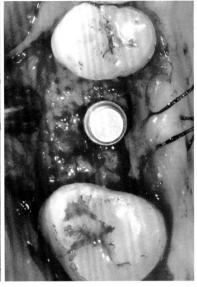

图 3-3-1　观察平行杆冠方偏远中,可见上颌 15 远中面(黄色箭头示)

图 3-3-2　观察平行杆轴向正确,近远中邻牙邻近缺隙侧一面均不可见

　　如图 3-3-3 和图 3-3-4 所示,医师 F_3 常规植入 15 牙位种植体,按上述方法判断轴向后植入种植体,但术后 CBCT 显示种植体根方明显偏向近中,距离 14 牙根非常近。**为什么通过平行杆观察 14、16 近远中邻面暴露一致,仍然出现了轴向的偏差呢?**

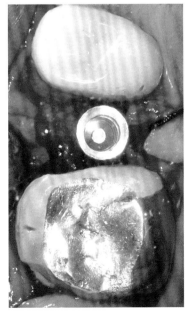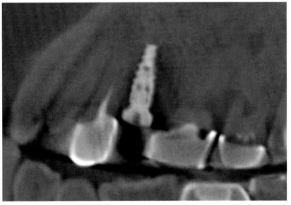

图 3-3-3　两邻牙近远中面暴露一致(患者 F_3)

图 3-3-4　术后 CBCT 示种植体根方明显偏向近中(患者 F_3)

当发现邻牙轴向存在明显倾斜时，种植窝的制备应参考邻牙轴向，以避免伤及邻牙牙根。仔细分析患者 F_3 的 CBCT，14、16 冠方向近中倾斜，备孔时钻针也应进行相应偏斜。那么用平行杆检测方向时，则需要看到 14 的近中邻面，而非 14 的远中邻面，即上述轴向判断方法不再适用。因此，在放入平行杆后，需要从颊舌侧观察，判断其与邻牙轴向是否一致，必要时可在术中让患者 F_3 拍 X 线片确认。除此之外，患者 F_3 的 14、16 均进行冠修复，无法从修复冠准确判断种植体近远中邻牙牙根的轴向，这也提示我们术前分析的重要性，只有通过对术区及邻牙的全面分析，才能尽可能减小术中的误差，保证种植手术的顺利进行。

（二）颊舌向

在钻针达到植入深度后，插入平行杆检测其深度和方向（图 3-3-5），确定平行杆在中央窝连线上，同时可在放入平行杆后嘱患者慢慢咬合（不接触），观察平行杆是否咬合在对颌牙的功能尖斜面上（图 3-3-6）。

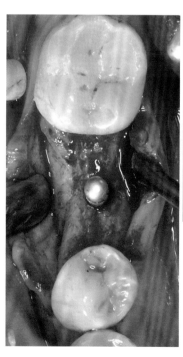

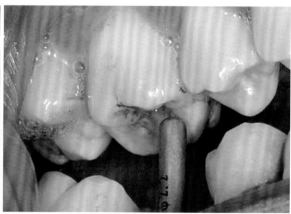

图 3-3-5　平行杆检测轴向

图 3-3-6　平行杆咬合在对颌牙的功能尖斜面上

为什么一定要咬合在对颌牙的功能尖斜面上呢？

如图 3-3-7~ 图 3-3-9 中黄色箭头所示，可以将上、下颌牙咬合时产生的力简化为两个力，即上颌腭尖对下颌中央窝、下颌颊尖对上颌中央窝产生的力。以下颌种植体为例，若将种植体正对上颌中央窝植入（图 3-3-7），为了维持与上颌舌尖之间的覆盖从而防止咬舌发生，技师制作修复冠时会保留牙冠舌侧外形，最终修复冠会形成明显的舌侧悬臂结构。同样，若种植体正对上颌功能尖（图 3-3-8），那么相对种植体来说，则存在颊侧悬臂结构。悬臂结构的存在将使修复冠所受的侧向力增加，加大种植体及其修复组件发生生物机械并发症的可能。

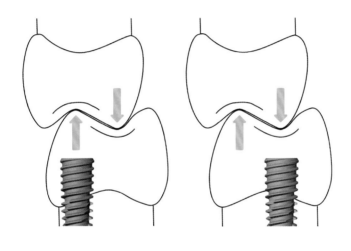

图 3-3-7
种植体正对上颌中央窝

图 3-3-8
种植体正对上颌功能尖

而选择将种植体正对对颌牙的功能尖斜面植入，则可最大程度减小侧向力，利于种植体的长期稳定（图 3-3-9）。

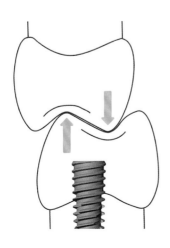

图 3-3-9　种植体正对对颌牙的功能尖斜面

以此为参考，若平行杆顶端位于对颌牙功能尖偏舌侧（或颊侧，这种情况较少），则存在颊舌向的轴向偏差（图 3-3-10~ 图 3-3-13）。

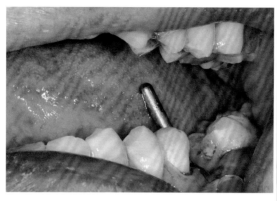
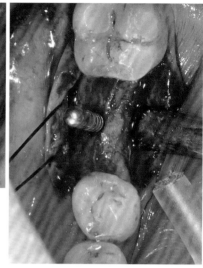

图 3-3-10　平行杆指向上颌舌尖舌侧

图 3-3-11　平行杆冠方舌侧偏斜

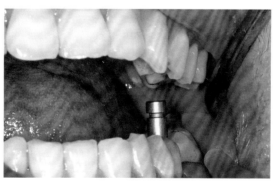
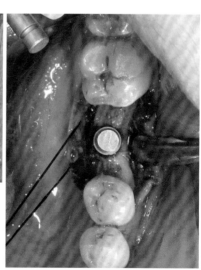

图 3-3-12　改向后轴向正确

图 3-3-13　改向后𬌗面观

二、改向方法

由于仅存在轴向上的偏差，可以直接采用具有尖端切割作用的钻针（如扩孔钻）按理想的方向备孔，进行改向，即对种植窝的轴向进行修正。如图3-3-14所示，46位点备孔后平行杆指示方向，其冠方明显偏向舌侧，用扩孔钻改向后，平行杆指向对颌功能尖（图3-3-15，图3-3-16）。需要指出的是，在应用钻针校正轴向前，一定要确定钻针位于中央窝连线上，以避免轴向出现进一步偏斜的情况。

①扫描二维码
②下载 APP
③注册登录
④观看视频

视频9 钻针改向

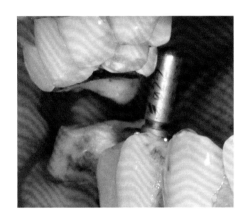

图 3-3-14 轴向偏舌侧

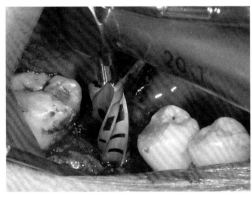

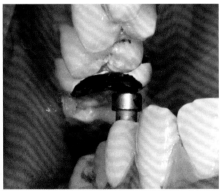

图 3-3-15 扩孔钻改向

图 3-3-16 改向后轴向正确

病例 G₃（图 3-3-17~ 图 3-3-23），医师在之前的定位与备孔过程中，平行杆检测方向较为理想。

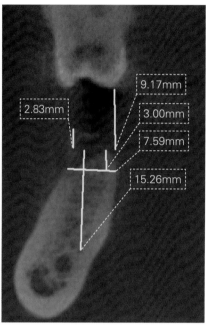
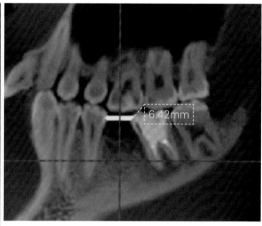

图 3-3-17　CBCT 冠状面观，显示剩余骨宽度、高度尚可（患者 G₃）

图 3-3-18　CBCT 矢状面观，显示近、远中距离较小（患者 G₃）

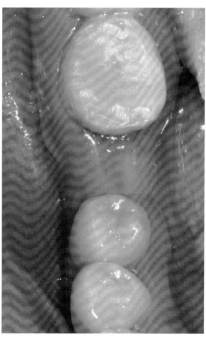
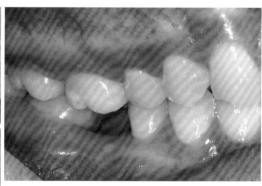

图 3-3-19　口内𬌗面观，显示缺牙区软、硬组织条件尚可（患者 G₃）

图 3-3-20　口内颊侧观，显示缺牙区咬合距离尚可（患者 G₃）

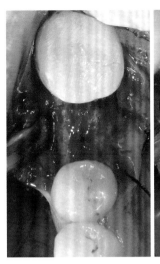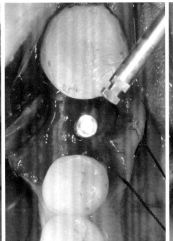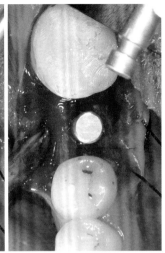

图 3-3-21　翻瓣定位（患者 G₃）

图 3-3-22　定位轴向尚可（患者 G₃）

图 3-3-23　备孔轴向尚可（患者 G₃）

但完成了最后一次备孔后，发现轴向为冠方偏向远中（图 3-3-24），这时候还有没有机会进行轴向的校正呢？此时，可以采用手动改向的方法，用一只手紧握扭矩扳手，另一只手对种植体向正确的方向加力（图 3-3-25），利用种植体本身的自攻性以及种植体与种植窝洞之间大小的差异，完成最终的精细调整（图 3-3-26，图 3-3-27）。当然这种方法有一定的风险，可能会在一定程度上降低种植体的初期稳定性。

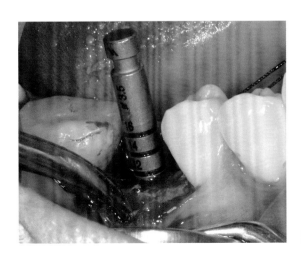

图 3-3-24　备孔轴向冠方偏远中

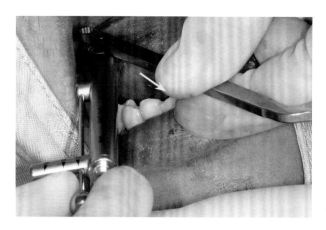

图 3-3-25　采用扭矩扳手改向
黄色箭头示正确的加力方向

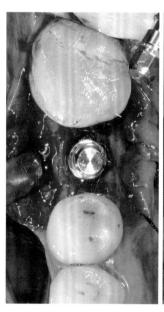
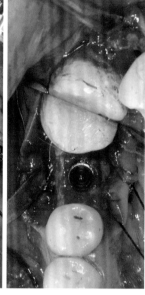

图 3-3-26　改向后种植体方向

图 3-3-27　种植体殆面观

　　另外，即使之前已经使用具有尖端切割作用的钻针调整了轴向，在植入种植体过程中，仍需仔细观察轴向。如图 3-3-28~ 图 3-3-30 所示，在种植体植入约 2/3 时进行观察，可见种植体冠方略微偏近中，由于此时种植体未完全植入，可以在采用扭矩扳手旋入种植体的过程中，稍微向远中加力，精细校正轴向，从而达到非常理想的种植体方向。

①扫描二维码
②下载 APP
③注册登录
④观看视频

视频 10　扳手改向

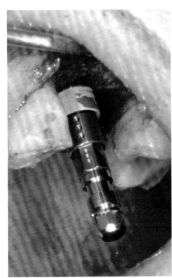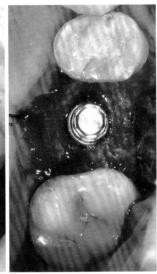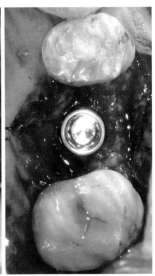

图 3-3-28　种植体植入约 2/3 可观察种植体的三维方向

图 3-3-29　种植体冠方略偏近中

图 3-3-30　最终种植体轴向正确

相信各位医师在仔细阅读本章内容后，对种植手术中较易出现的轴向偏差问题已经有了一定的认识。在种植手术中，任何一个环节的误差都有可能影响最终修复效果，甚至后期种植体的长期稳定性，因此，只有纵观全局、注重细节，才能完成一台理想的种植手术。

第四章
如何正确处理存在某些不利条件的种植手术

前面章节通过对大量临床病例的解析，已经对种植手术中存在的轴向偏差、定位偏差等常见问题进行了详细阐述。本章将通过解析一些临床病例，对存在某些不利条件的种植手术进行讨论，以期为临床治疗方案的确定和具体实施提供参考。

第一节 当颊侧牙槽骨吸收时，如何进行种植手术

当牙槽骨存在倒凹时，如何正确选择植入位点及方向，从而达到理想的修复效果呢？

患者 A_4 的 15 牙缺失（图 4-1-1，图 4-1-2），术前详细分析 CBCT，确定在植入种植体时可采用两种种植体植入方案。方案一：种植体在将来冠修复时选择直基台，但根方会出现种植体穿通的情况，根方需要进行植骨；方案二：沿25 牙槽骨方向植入种植体，在冠修复时需要选择角度基台，但根方不会出现种植体穿通的情况，即根方不需要进行植骨。在手术过程中，医师 A_4 选择方案一，对软硬组织条件较为良好的 15 位点进行了常规种植手术。

那么，手术完成情况是怎样的呢？

种植手术完成后，为患者 A_4 拍摄 CBCT（图 4-1-3，图 4-1-4），大家看出什么问题了吗？虽然从矢状面观种植体位置正确，但是种植体根方颊侧骨壁穿通，难以保证良好的成骨，此时需要取出种植体，调整方向后重新植入。

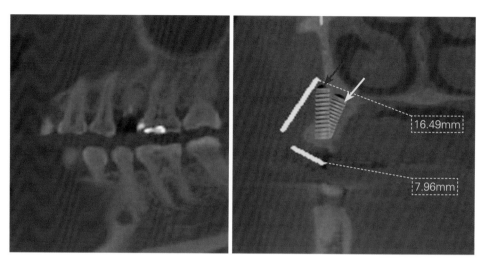

16.49mm

7.96mm

图 4-1-1　术前 CBCT，显示 15 残根（患者 A₄）

图 4-1-2　植入种植体的两种方案
方案一：根方会出现种植体穿通（红色箭头示），可采用直基台修复
方案二：根方不会出现种植体穿通（黄色箭头示），需采用角度基台修复（患者 A₄）

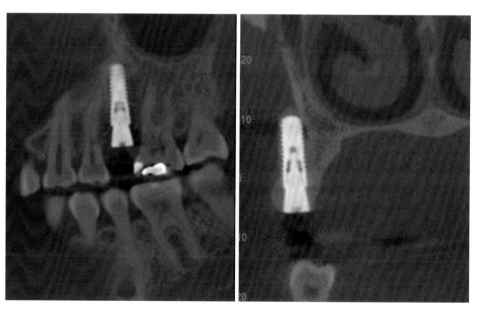

图 4-1-3　术后 CBCT 矢状面观示种植体位置合适（患者 A₄）

图 4-1-4　术后 CBCT 冠状面观示根方颊侧骨壁穿通（患者 A₄）

是什么原因导致这一情况呢？根据术前检查记录和CBCT图像，分析导致种植术失败的原因，发现患者A₄上、下颌牙的牙槽骨并未在同一垂线上而成一定角度，如果植入种植体时按照种植体长轴对准对颌牙的功能尖斜面的方向进行植入手术，种植体同样会与上颌牙牙槽骨成一角度，导致种植体穿通颊侧骨壁。如果再次进行这样的手术，医师A₄会遇到两个问题，一是关于种植体的植入轴向，到底应该按照骨的位置来进行种植手术，采用角度基台，还是按照直的位置来种植，完全以修复指导外科的原则进行手术呢？二是能不能在术中发现颊侧骨壁明显穿通的情况，从而避免在患者术后拍片才发现穿通，进而避免再次对患者进行手术而造成的二次手术创伤及患者对医师的信任度明显下降。这些问题将在接下来的病例展示及解析中进行解答。

针对这一问题，医师A₄是如何处理的呢？首先，医师A₄在患者A₄进行首次术后拍摄CBCT并发现问题后，立即进行了第二次手术，将位置偏斜的种植体取出，重新定位，正确地预备种植窝，选择合适直径和长度的种植体，调整种植体植入的方向后，重新植入种植体，手术结束后再次拍摄CBCT显示种植体位置位于牙槽骨内（图4-1-5，图4-1-6）。

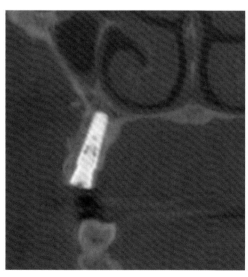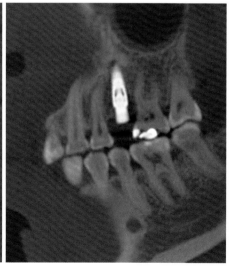

图 4-1-5　二次手术术后 CBCT 冠状面观示种植体位置合适（患者 A₄）

图 4-1-6　二次手术术后 CBCT 矢状面观示种植体位置合适（患者 A₄）

为了让大家进一步了解如何正确处理牙槽骨存在倒凹的病例，我们来看下面这个病例。患者 B_4 的 23 缺失，拟行 23 位点种植修复，口内观可见患者黏膜健康，牙周情况尚可（图 4-1-7~图 4-1-11），术前 CBCT 示 23 位点骨宽度为 6.42mm，23 牙槽骨存在倒凹，医师 B_4 经过综合考虑分析术前资料后，决定按照修复指导外科的原则进行植入手术。

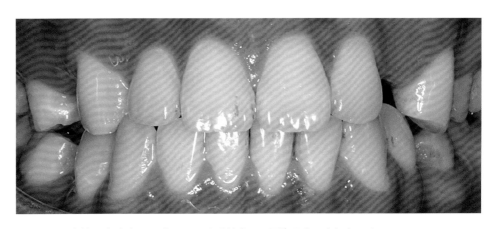

图 4-1-7　术前口内咬合正面像，显示黏膜健康，牙周情况尚可（患者 B_4）

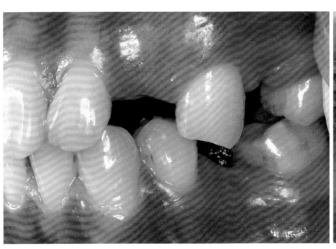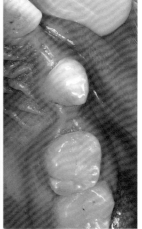

图 4-1-8　术前口内左侧咬合像，显示咬合距离可（患者 B_4）

图 4-1-9　23 牙位术前口内𬌗面像，显示颊侧牙槽骨存在倒凹（患者 B_4）

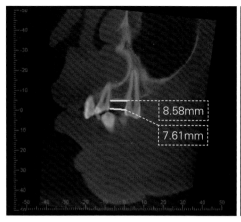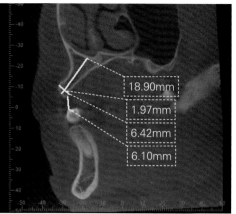

图 4-1-10 术前 CBCT 矢状面测量 23 位点水平修复距离约为 7.61mm（患者 B_4）

图 4-1-11 术前 CBCT 冠状面测量 23 位点垂直修复距离约为 6.10mm，颊舌向骨宽度约为 6.42mm，显示若种植体按照上颌牙牙槽骨方向植入，种植体则会与下颌牙之间形成较大角度，影响后期修复（患者 B_4）

　　首先，医师 B_4 对 23 位点进行了局部浸润麻醉，由于种植位点为左上颌前牙，且颊侧牙槽骨存在倒凹，如果按照修复指导外科的原则，根方可能会出现穿孔，因此，医师 B_4 采取牙槽嵴顶正中切口和垂直切口，充分暴露手术视野，切开翻瓣后，可见唇侧骨倒凹（图 4-1-12）。

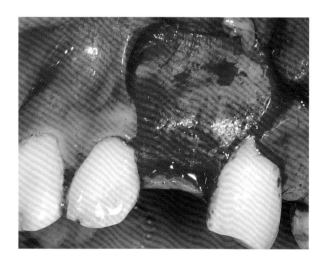

图 4-1-12 由于术前分析根方可能会出现穿孔，因而采取牙槽嵴顶正中切口和垂直切口（患者 B_4）

那么翻瓣暴露清晰的手术视野后，应该如何达到准确的定位呢？

在第一章中已做过详细叙述，结合患者 B_4 的情况再总结一下。首先应该从正确的角度和方向进行观察，患者 B_4 为 23 缺失，医师 B_4 应嘱患者 B_4 头偏右侧，在患者 2 点到 1 点的位置从颊侧和𬌗方观察术区。判断钻针的长轴在近远中向的中点，因 23 位点牙槽骨成一定角度，且根方骨壁有一定倒凹，因此在颊舌向定位时稍偏腭侧，同时需考虑到有唇侧根方骨穿的风险。在充分暴露手术视野后，医师 B_4 按照术前方案进行操作，操作过程中定位及轴向准确，由于预判到唇侧根方可能会穿通，在翻瓣时进行了垂直切口，因此对于唇侧根方出现的种植体暴露，医师 B_4 填入骨替代材料进行了骨增量，最后盖膜无张力缝合（图 4-1-13~ 图 4-1-22）。

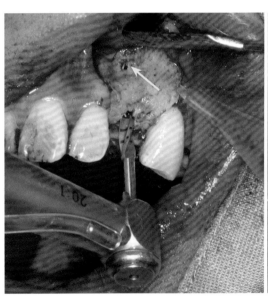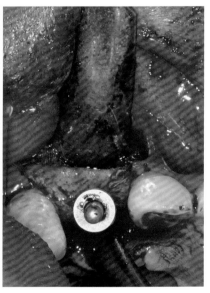

图 4-1-13　第一级先锋钻扩孔（患者 B_4）
黄色箭头示唇侧根方骨壁已有微小穿通

图 4-1-14　平行杆检测方向，显示种植轴向和邻牙切缘一致（患者 B_4）

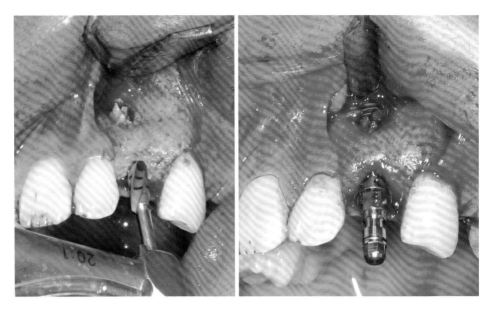

图 4-1-15　第二级先锋钻扩孔，唇侧根方钻针暴露（患者 B₄）

图 4-1-16　植入种植体（患者 B₄）

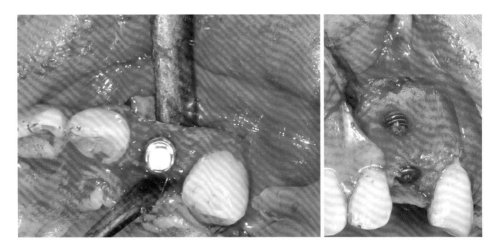

图 4-1-17　种植体殆面观种植体长轴与邻牙切缘一致（患者 B₄）

图 4-1-18　种植体植入后显示种植体唇侧根方骨壁穿通（患者 B₄）

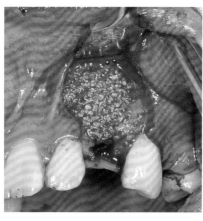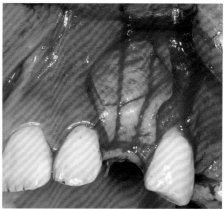

图 4-1-19　骨替代材料填入（患者 B$_4$）

图 4-1-20　褥式缝合固定胶原膜（患者 B$_4$）

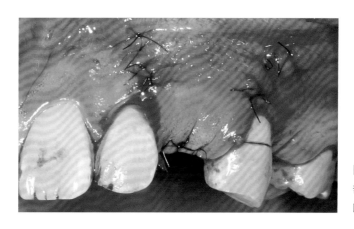

图 4-1-21

垂直切口斜向下间断缝合（患者 B$_4$）

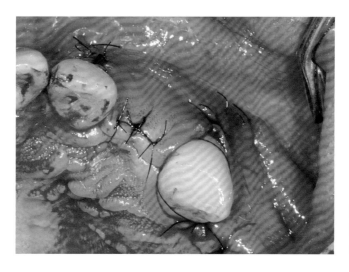

图 4-1-22

牙槽嵴顶间断缝合（患者 B$_4$）

那么，对于一些临床病例，没有做垂直切口的情况下，如何在术中发现颊侧骨壁的穿通呢？患者 C_4 的 62、63 乳牙滞留，同时存在内倾性深覆𬌗，通过分析术前口内照片及 CBCT（图 4-1-23~ 图 4-1-26），其上颌前牙牙槽骨颊侧存在倒凹，如果选择按照牙槽骨的方向植入种植体，则最后进行上部结构修复时，需要至少 45°的角度基台，修复难度会比较大，因此，在种植过程中选择将种植体冠方向腭侧倾斜，根方向唇侧倾斜，虽然存在唇侧根方骨暴露的风险，但综合考虑来看，其修复难度会相对降低。

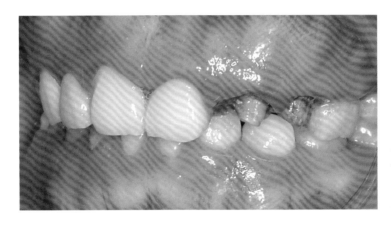

图 4-1-23
术前 62、63 牙咬合像，显示患者存在内倾性深覆𬌗（患者 C_4）

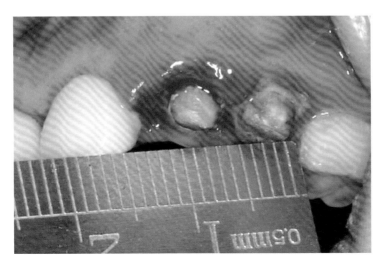

图 4-1-24
术前初步测量修复距离约 14mm（患者 C_4）

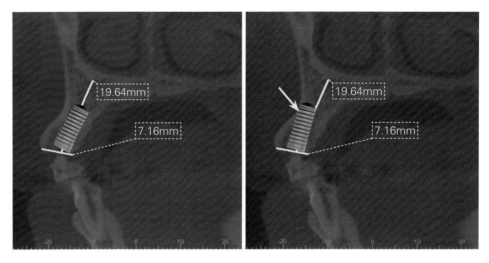

图 4-1-25　CBCT 术前分析种植体按牙槽骨方向植入,可能会采用至少约 45° 基台进行修复(患者 C_4)

图 4-1-26　CBCT 术前分析种植体按冠方向腭侧倾斜,根方向唇侧倾斜植入降低修复难度(患者 C_4)

　　确认植入方案后,常规进行翻瓣、定位,预备种植窝。如图 4-1-27 所示,医师 C_4 是如何在不翻瓣的情况下,判定唇侧根方是否出现了穿孔呢?在钻孔过程中,医师 C_4 的示指始终紧贴种植位点唇侧根方的附着龈,通过手指感知钻孔过程中产生的振动,从而判断钻孔过程中是否存在唇侧骨壁的穿通,因为在接近穿通或穿通骨壁时来自于钻孔过程中的振动会明显加大。

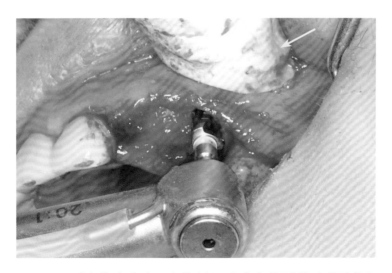

图 4-1-27　进行扩孔时,由于术前分析可能会出现唇侧根方骨壁的穿通,因而医师 C_4 的示指始终紧贴种植位点唇侧根方的附着龈(患者 C_4)

在使用最后一级钻针进行预备时，医师 C_4 的示指感知到来自钻孔过程中的振动，察觉到唇侧根方骨壁已穿通或者接近穿通，因此，医师 C_4 扩大了翻瓣范围，显示唇侧根方骨壁的确已经穿通，所以在植入种植体后，在穿通部位进行骨增量，盖膜后无张力缝合（图 4-1-28~ 图 4-1-31）。

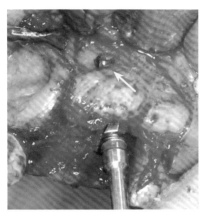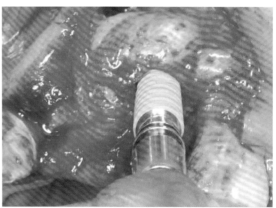

图 4-1-28　翻瓣后显示唇侧根方骨壁已穿通（患者 C_4）
黄色箭头示穿通部位

图 4-1-29　植入种植体（患者 C_4）

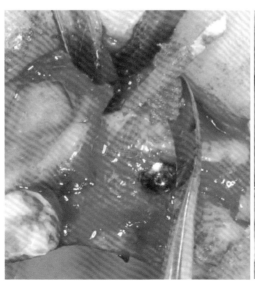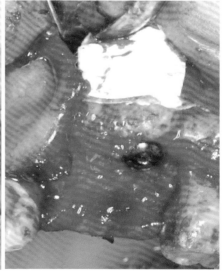

图 4-1-30　在穿通处进行骨增量（患者 C_4）

图 4-1-31　填入骨替代材料后盖膜（患者 C_4）

术后CBCT显示种植体位置同手术方案预想的位置一致，唇侧骨壁穿通处显示有骨替代材料覆盖，种植体有良好的初期稳定性（图4-1-32，图4-1-33）。

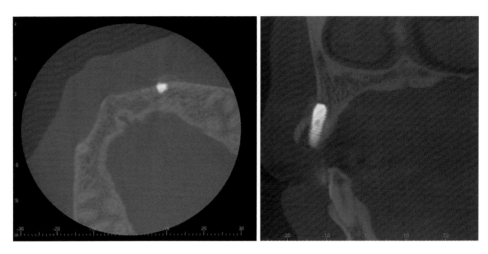

图 4-1-32　术后CBCT水平面观示种植体根方偏唇侧（患者C₄）

图 4-1-33　术后CBCT冠状面观示种植体唇侧根方骨壁穿通（患者C₄）

综上所述，如果手术过程中患者可能出现骨壁穿通的情况，医师可以利用手指来感知钻孔过程中产生的振动，判断钻孔过程中是否发生了骨壁的穿通，及时发现问题、解决问题，从而使手术顺利完成。

第二节 ▎当颊侧牙槽骨吸收时，如何正确植入种植体

　　如果在术前分析过程中，发现患者种植位点的颊侧牙槽骨吸收，那么应该如何制订手术方案呢？

　　图 4-2-1 所示缺牙 46 翻瓣后的图像，大家能看出什么问题呢？ 46 位点牙槽骨颊侧出现了骨吸收，对手术中种植体的定位产生了一定的影响。

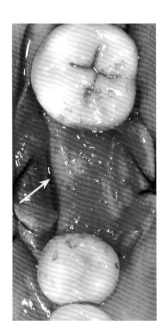

图 4-2-1　46 位点翻瓣后
黄色箭头示牙槽骨颊侧骨吸收

如果此时依然按照种植体中心位于中央窝连线上的原则进行定位、预备，会出现什么问题呢？

由于颊侧牙槽骨骨量不足，那么在植入种植体后可能出现种植体的颊侧没有骨组织包绕，需要复杂的植骨手术进行骨增量，增加了手术难度，同时也加重了患者的创伤及费用。医师经过分析后，决定采取外科指导修复的方法，将种植位点稍向舌侧偏移进行定位，放置平行杆后显示周围都存在骨组织包绕（图4-2-2~图4-2-4），可预测放置种植体后，种植体仍在最终修复体的范围内，虽然颊侧会存在一个悬臂结构，但是不会影响种植修复的长期成功率，也不会影响患者的舒适度，此外，偏舌侧植入种植体也简化了后期手术的操作，降低了手术的难度，避免了植骨手术的风险。从患者的角度看，用更小的风险，更简单的手术获得了可预期的效果。

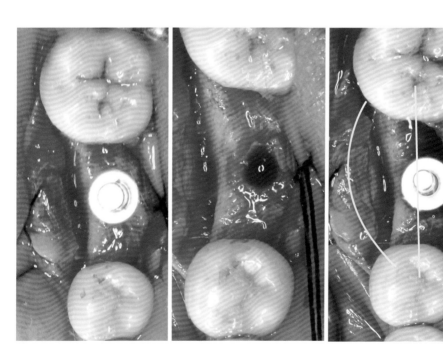

图 4-2-2　平行杆检测方向，显示平行杆颊侧无骨，如果按此方向植入种植体，种植体颊侧无骨包绕

图 4-2-3　向舌侧略微偏移定位后窝洞情况

图 4-2-4　平行杆检测方向，新预备位置显示平行杆周围均存在骨组织

确认种植位点后常规进行种植窝洞预备，钻针长轴从前后邻牙中央窝连线穿出，后植入种植体，关闭创口（图 4-2-5~ 图 4-2-8）。

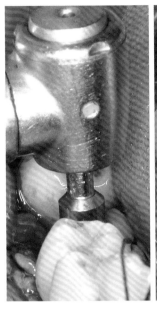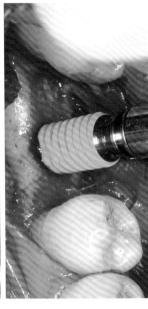

图 4-2-5　预备种植窝,钻针长轴与前后牙中央窝连线一致

图 4-2-6　植入种植体

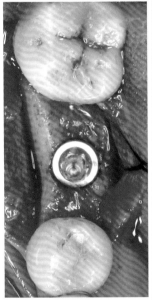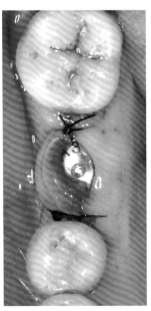

图 4-2-7　种植体植入后显示种植体略偏舌侧,周围均有骨组织包绕

图 4-2-8　关闭创口

为了让大家能够进一步掌握上述的方法，我们来看下一个病例。

患者 D_4 的 36 缺失，术前资料如图 4-2-9~ 图 4-2-12 所示，36 缺牙区垂直修复距离为 7.00mm，软、硬组织条件良好，由于 36 缺失后未做修复，口内检查可见 36 位点颊侧出现一定程度的骨吸收，会对手术中种植体的定位产生一定影响。

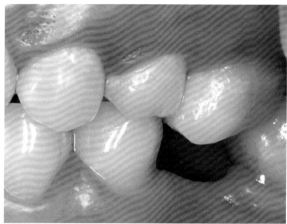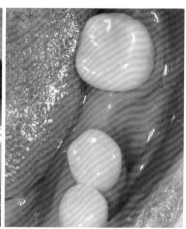

图 4-2-9　口内左侧咬合像，显示 36 缺牙区修复距离尚可（患者 D_4）

图 4-2-10　口内 36 殆面像，显示 36 缺牙区软、硬组织条件良好（患者 D_4）

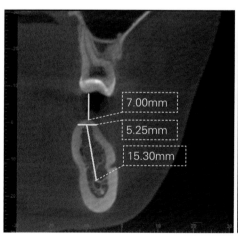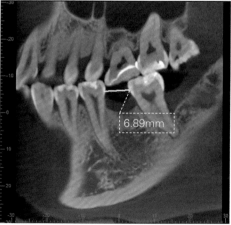

图 4-2-11　CBCT 冠状面测量 36 位点垂直修复距离约为 7.00mm，距下颌管约 15.30mm（患者 D_4）

图 4-2-12　CBCT 矢状面测量 36 位点水平修复距离约为 6.89mm（患者 D_4）

医师 D_4 详细分析患者术前资料，发现 36 位点颊侧骨有一定吸收，应该怎样进行定位、预备种植窝呢？医师 D_4 在翻瓣暴露骨面后，在不影响后期冠修复的前提下，将种植位点稍向舌侧偏移，常规进行种植窝预备（图 4-2-13，图 4-2-14），最后植入种植体，关闭创口，术后 CBCT 显示种植体位置略偏舌侧，但在可修复范围之内（图 4-2-15，图 4-2-16）。

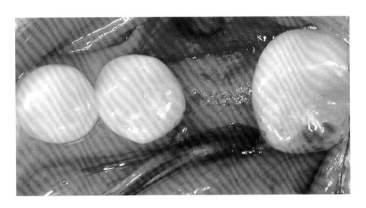

图 4-2-13　翻瓣暴露骨面，显示颊侧骨有一定吸收（患者 D_4）

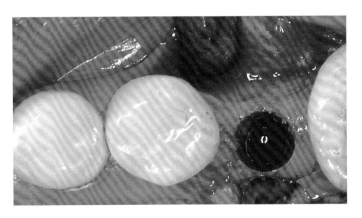

图 4-2-14　种植体窝洞偏舌侧，但仍在可修复范围之内（患者 D_4）

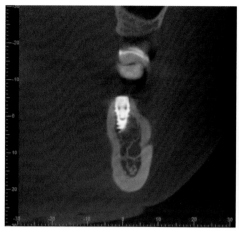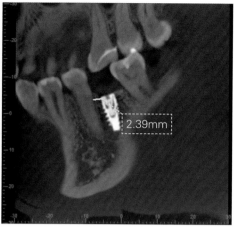

图 4-2-15　术后 CBCT 冠状面观示种植体位置略偏舌侧（患者 D₄）

图 4-2-16　术后 CBCT 矢状面观示种植体与 35 的距离约为 2.39mm（患者 D₄）

综上所述，对于缺失牙所在牙位的牙槽骨存在倒凹或颊侧吸收的患者，建议如下：

1. 应对术前 CBCT 进行全面分析，当种植修复可以解决种植外科的一点点偏差，不会增加修复的难度，又可以简化手术操作，则选择外科指导修复。

2. 当种植修复不能解决种植外科的偏差时，则采用修复指导外科，根据具体情况选择正确的种植体植入位点及方向，利用角度基台或非角度基台达到与对颌牙的良好咬合接触，恢复咀嚼功能的目的。在本章第一节分析的病例中，如果需要用 30° 以上的角度基台，利用个性化基台来进行修复操作，修复不能简单的解决种植外科的偏差时，则需要修复来指导外科种植倾斜角度控制在约 15° 角度以内。在本章第二节分析的病例中，要综合分析是否需将种植位点稍向舌侧偏移进行定位，同时预测放置种植体后，种植体仍在最终修复体的范围内，若颊侧骨进一步缺损，种植体边界超过了修复体的范围，偏向了舌侧，此时就应该按照修复指导外科的原则，将种植体放置在不影响最终修复的位置上，需要植骨时则应进行植骨。

第三节 | 当邻牙倾斜时，如何正确植入种植体

当邻牙倾斜时，如何正确选择植入位点及方向，从而在避免损伤邻牙的同时，达到理想的修复效果呢？

一、邻牙颊舌向倾斜

如图 4-3-1~ 图 4-3-4 所示，可以看到患者 E_4 的 46 缺失，软、硬组织条件良好，因此医师 E_4 对患者 E_4 常规进行翻瓣，按照种植体位于中央窝连线上的方法进行了定位、放置平行杆（图 4-3-5，图 4-3-6），大家觉得有什么问题呢？

平行杆明显偏舌侧，距离对颌牙舌尖舌侧较远，轴向出现错误。为什么按照中央窝连线的方法仍然会造成这样的结果呢？回顾患者 E_4 的术前检查记录，可以发现患者 E_4 的 17 冠方颊向倾斜，47 冠方舌向倾斜，并未形成良好的咬合接触，因此，不能常规按照种植体位于中央窝连线上的方法进行定位。医师 E_4 手术时，忽略了 47 冠方舌向倾斜的情况，从而导致平行杆明显偏舌侧。

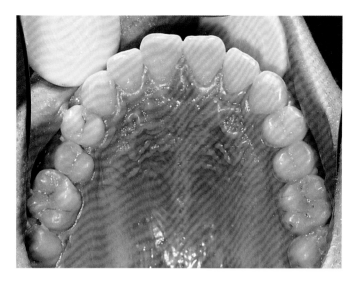

图 4-3-1 术前上颌殆面像,显示牙周情况尚可(患者 E₄)

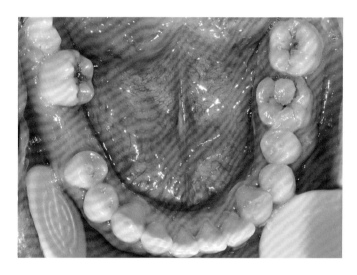

图 4-3-2 术前下颌殆面像,显示 46 缺失,软、硬组织条件良好,47 偏舌侧(患者 E₄)

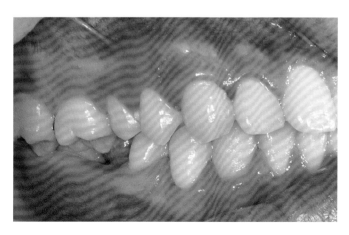

图 4-3-3 术前口内右侧咬合像(患者 E₄)

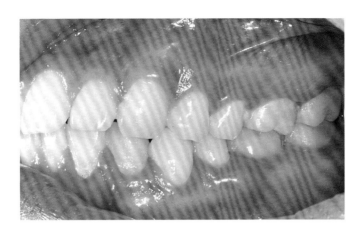

图 4-3-4　术前口内左侧咬合像,显示左侧咬合尚可(患者 E$_4$)

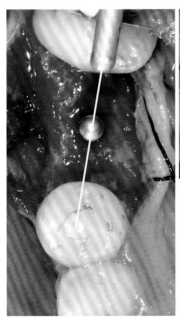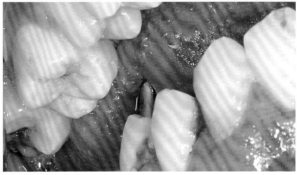

图 4-3-5　平行杆检测方向,显示平行杆位于中央窝连线上(患者 E$_4$)

图 4-3-6　平行杆检测方向,显示平行杆明显偏舌侧(患者 E$_4$)

　　那么应该怎样确定位点及轴向呢? 医师 E$_4$ 在发现错误后, 按照 47 功能尖与 45 中央窝连线的方法重新进行种植窝洞预备, 放置平行杆后显示轴向正确（图 4-3-7)。

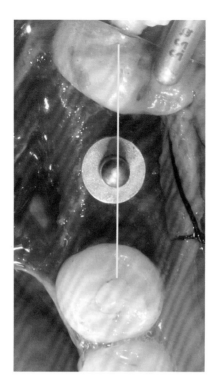

图 4-3-7　重新预备并放置平行杆后,显示平行杆位于 47 功能尖与 45 中央窝连线上(患者 E~4~)

综上所述,对于邻牙颊舌向倾斜的患牙,不能简单地按照中央窝连线的方法进行种植体轴向预备,应根据其倾斜程度、咬合关系等因素进行综合分析,选择合适的参照进行轴向预备。

二、邻牙近远中向倾斜

患者 F~4~ 拍摄 CBCT(图 4-3-8~ 图 4-3-11)可见 46 位点颊侧骨斜坡样吸收,根方存在颏孔,同时 44、45 根尖暗影,44、45 为残根,45 根管内疑似欠填,根尖远中倾斜。牙体牙髓科会诊后建议 44 行完善的根管治疗, 45 可考虑拔除。

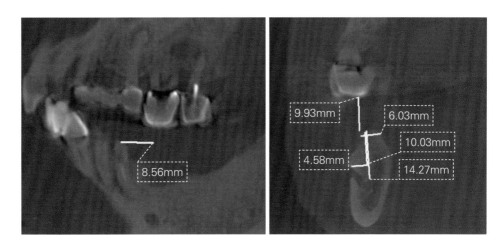

图 4-3-8　术前 CBCT 测量 46 位点（患者 F₄）

图 4-3-9　术前 CBCT 测量 46 位点垂直修复距离约为 9.93mm，距下颌管约 14.27mm（患者 F₄）

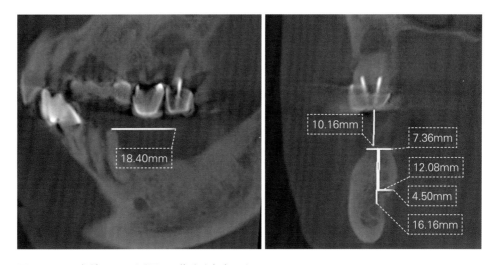

图 4-3-10　术前 CBCT 测量 47 位点（患者 F₄）

图 4-3-11　术前 CBCT 测量 47 位点垂直修复距离约为 10.16mm，距下颌管约 16.16mm（患者 F₄）

那么在这种情况下医师该如何制订手术方案呢？医师 F_4 在综合分析患者情况后，考虑先行 44 完善的根管治疗，由于 44 牙根远中倾斜程度较大，种植体在 45 缺牙区植入倾斜度较大，难以修复，因此，医师 F_4 决定在术中拔除 45 残根并行位点保存在 46 和 47 植入种植体，45、46、47 单端桥修复，降低种植体植入和修复的难度。图 4-3-12 和图 4-3-13 显示 44 行根管治疗时的种植术前照片。

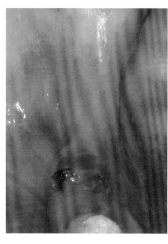 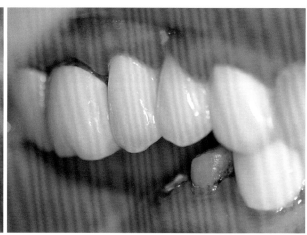

图 4-3-12　口内 46、47 缺牙区殆面像（患者 F_4）

图 4-3-13　口内右侧咬合像（患者 F_4）

医师 F_4 术中常规进行了翻瓣、定位，平行杆显示位置正确后，用先锋钻扩孔，采用成形钻和攻丝钻进行最后预备，最后植入了两颗 4.8mm×10mm 宽颈美学种植体，放置愈合帽后，最后缝合创口（图 4-3-14~ 图 4-3-19）。

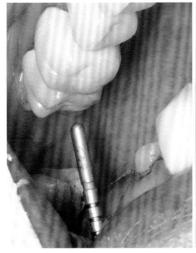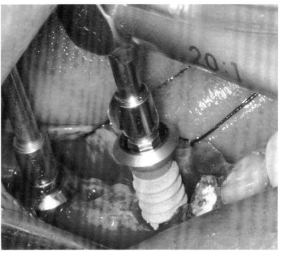

图 4-3-14　平行杆检测方向,显示平行杆对准对颌牙功能尖窝斜面(患者 F$_4$)

图 4-3-15　在 46、47 位点植入种植体(患者 F$_4$)

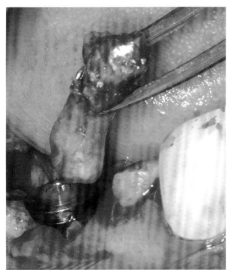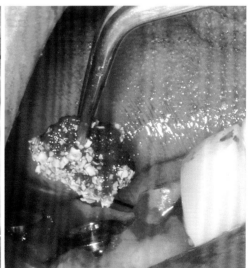

图 4-3-16　术中拔除 45 残根(患者 F$_4$)

图 4-3-17　拔除 45 后进行位点保存(患者 F$_4$)

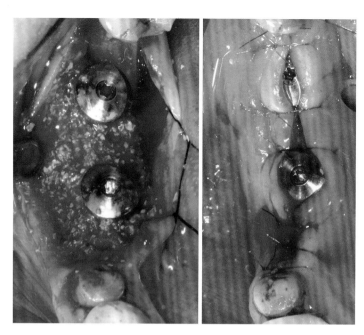

图 4-3-18　46、47 位点填入骨替代材料进行骨增量（患者 F₄）

图 4-3-19　关闭创口，将来采用 45、46、47 牙单端桥修复，规避 44
牙根倾斜向远中造成的风险（患者 F₄）

为了让大家进一步了解如何处理邻牙近远中倾斜的病例，我们来看下面这个病例。

患者 G₄ 26、27 缺失（图 4-3-20，图 4-3-21），医师 G₄ 术前详细分析患者 G₄ 的 CBCT（图 4-3-22~ 图 4-3-25），发现 25 牙根向远中倾斜，但倾斜程度不大，此时应该如何设计手术方案呢？医师 G₄ 经过分析得出两种植入方案，一是在植入位点 26 远中的 27 牙位处植入种植体，采用单端固定桥修复 26，但由于 26 需承受的咬合力大，利用单端固定桥修复 26，可能会出现冠脱落、种植体松动等问题；二是由于 25 牙根向远中倾斜程度不大，种植体可以在不影响 26 修复的情况下进行倾斜植入避让。因此，医师 G₄ 权衡风险后选择了将 26 种植体向近中倾斜植入，与 25 平行以避让 25 牙根，并且平行植入 27 种植体。

医师 G₄ 术中常规翻瓣、定位，在完成上颌窦提升及种植体植入后，可见 26、27 种植体携带体为同心圆形态，而此时 25 近远中面皆不可见（图 4-3-26），表明 26、27 种植体方向与 25 平行，符合术前设计的手术方案，最后关闭创口（图 4-3-27）。术后 CBCT 证实种植体轴向理想，与邻牙平行（图 4-3-28）。

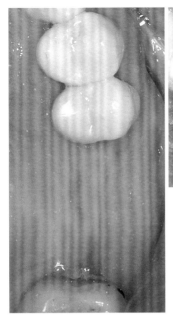

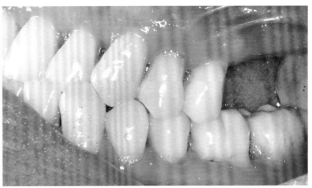

图 4-3-20 　口内 26、27 缺牙区殆面像（患者 G₄）

图 4-3-21 　口内左侧咬合像，显示 26、27 缺失（患者 G₄）

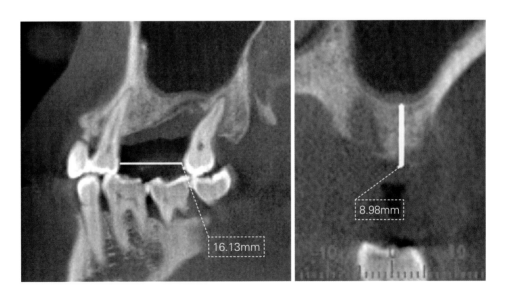

图 4-3-22 　术前 CBCT 分析 26 植入位点（患者 G₄）

图 4-3-23 　术前 CBCT 分析 26 牙位牙槽嵴顶距上颌窦底约 8.98mm（患者 G₄）

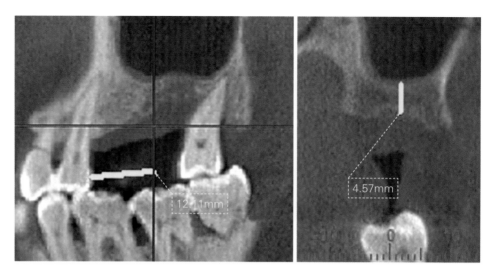

图 4-3-24　术前 CBCT 分析 27 植入位点（患者 G₄）

图 4-3-25　术前 CBCT 分析 27 牙位牙槽嵴顶距上颌窦底约 4.57mm（患者 G₄）

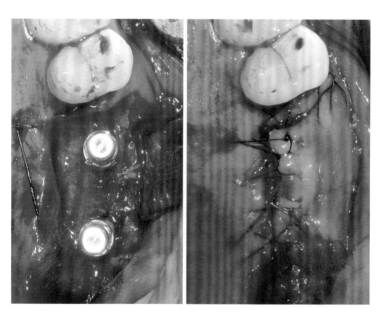

图 4-3-26　通过种植体携带体检测方向（患者 G₄）

图 4-3-27　关闭创口（患者 G₄）

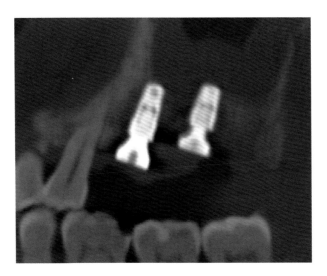

图 4-3-28　术后 CBCT 矢状面，显示种植体与邻牙平行（患者 G_4）

　　因此，对于邻牙向近远中倾斜的患者，当牙根向远中倾斜，远中种植体植入的时候可以采用以下两种方式来规避风险：①当牙根向远中倾斜程度太大时，种植体通过倾斜避让牙根的难度较大，则可以在植入位点远中的下一个牙位处植入种植体，采用单端固定桥修复；②当牙根向远中倾斜程度不大时，种植体可以在不影响修复的情况下选择倾斜植入，避让邻牙牙根。

第四节 ▎当后牙垂直修复距离不足时，如何解决

　　为了解决后牙垂直修复距离不足的问题，首先要明确种植垂直修复距离的要求，并掌握获得足够的修复距离。垂直修复距离为种植体植入至骨平面后与对颌牙的距离，包括穿龈高度、基台的高度及修复牙冠的厚度。其中为保证足够的粘接强度，基台高度至少需4mm，同时目前所采用的种植系统一般至少有1mm的穿龈高度（图4-4-1），牙冠的厚度则取决于其材质，烤瓷冠需要至少2mm厚度，氧化锆全瓷冠需要至少0.7mm（图4-4-2），因此，一般建议垂直修复距离为4+1+2=7mm。

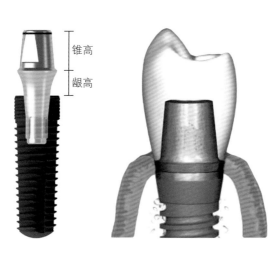

図 4-4-1　基台高度及穿龈高度

図 4-4-2　牙冠的厚度

由于在口内难以直接测量垂直修复距离，那么在植入种植体后医师应该如何判断种植体与对颌牙之间有没有 7mm 的垂直修复距离呢？我们来看下面这个病例，患者 H$_4$ 的 26、27 长期缺失未行冠修复，术前检查记录发现 26 和 27 垂直修复距离不足，26 垂直修复距离约为 6.50mm，27 垂直修复距离约为 2.51mm，26 牙剩余骨高度约为 6.31mm（图 4-4-3~ 图 4-4-7），如果需要在 27 牙位植入种植体进行修复，则需正畸压低对颌牙，患者经过考虑之后选择不修复 27，因此医师 H$_4$ 术中对 26 牙位进行了上颌窦提升术，植入了一颗 4.8mm×10mm 的种植体，此时为了判断种植体与对颌牙之间有没有足够的垂直修复距离，医师 H$_4$ 在植入种植体后放置了高度为 6mm 的愈合帽（图 4-4-8），可以看到在愈合帽就位之后，当前磨牙还没有发生咬合接触时，愈合帽已经和对颌磨牙发生了接触，则说明垂直修复距离不足，没有足够修复空间去完成牙冠修复。因此，在植入种植体后无法确定垂直修复距离是否足够时，可以通过不同直径的愈合帽高度来判断种植体的垂直修复距离。

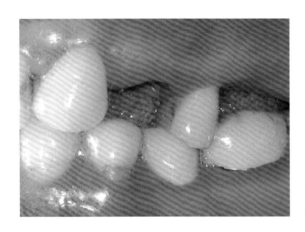

图 4-4-3　口内右侧咬合像，显示 26 修复空间不足（患者 H$_4$）

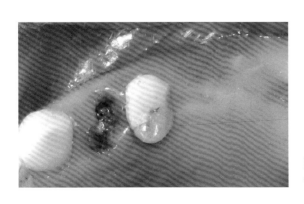

图 4-4-4　口内𬌗面像，显示缺牙区骨宽度尚可（患者 H$_4$）

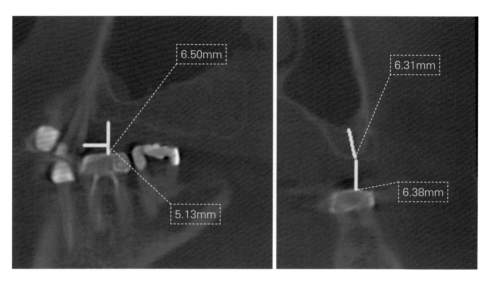

图 4-4-5　术前 CBCT 测量 26 计划种植位点与 25 之间的距离约为 5mm（患者 H₄）

图 4-4-6　术前 CBCT 测量 26 剩余骨高度约为 6.31mm，垂直修复距离约为 6.38mm（患者 H₄）

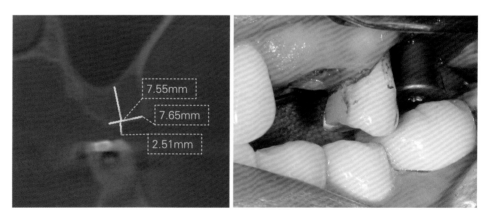

图 4-4-7　术前 CBCT 测量 27 剩余骨高度约为 7.55mm，垂直修复距离仅为 2.51mm，该位置放弃植入（患者 H₄）

图 4-4-8　植入种植体后放置高度为 6mm 的愈合帽，显示当前磨牙还没有发生咬合接触时，愈合帽已与对颌磨牙接触说明修复空间小于 6mm（患者 H₄）

一、深埋种植体

那么当患者种植位点的垂直修复距离不足时，应该怎样解决呢？

对于患者 H_4 的情况，医师 H_4 利用扭矩扳手将种植体进一步深入约 2mm，以容纳修复空间。如图 4-4-9 和图 4-4-10 所示，再次放置高度为 6mm 的愈合帽后，当前磨牙咬合接触时，愈合帽与对颌牙之间仍有 1~2mm 的距离，此时就可保证足够的垂直修复距离。

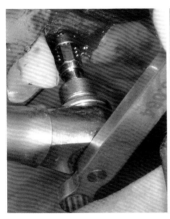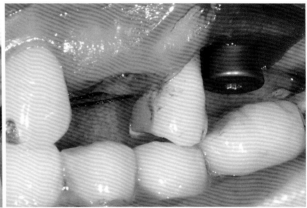

图 4-4-9　利用扭矩扳手再次深入 2mm（患者 H_4）

图 4-4-10　再次放置高度为 6mm 的愈合帽，显示当前磨牙咬合接触时，愈合帽与对颌牙有 1~2mm 的距离（患者 H_4）

为了让大家能够进一步掌握上述方法，我们来看下一个病例。

患者 I_4 的 26、27 残根，术前资料示 26 垂直修复距离为 8.54mm，27 垂直修复距离为 5.50mm，垂直修复距离不足（图 4-4-11，图 4-4-12），考虑正畸压低 37，在与患者充分沟通后，患者不考虑正畸压低 37 的方法，因此，医师 I_4 考虑将 27 种植体稍微深入 1~2mm。医师 I_4 术中拔除残根后植入种植体（图 4-4-13），然后分别放置高度为 6mm 的愈合帽，在患者 I_4 咬合情况下愈合帽与对颌牙之间均存在 1~2mm 的间隙，满足修复要求（图 4-4-14，图 4-4-15）。

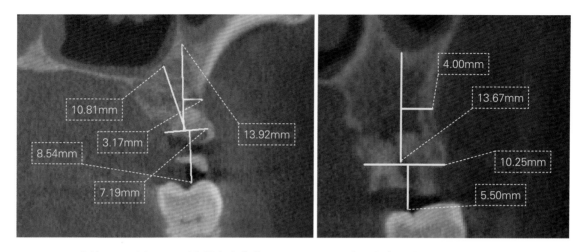

图 4-4-11　术前 CBCT 测量 26 剩余骨高度约为 10.81mm，颊舌向骨宽度约为 7.19mm，垂直修复距离约为 8.54mm（患者 I_4）

图 4-4-12　CBCT 测量 27 剩余骨高度约为 13.67mm，颊舌向骨宽度约为 10.25mm，垂直修复距离约为 5.50mm（患者 I_4）

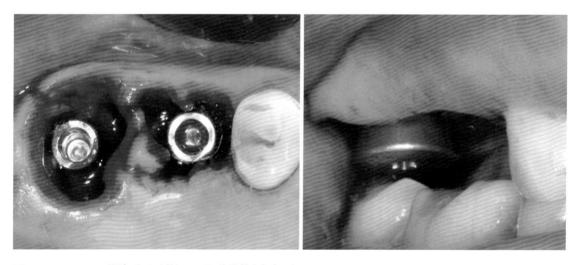

图 4-4-13　26、27 拔除后，即刻植入两颗种植体（患者 I_4）

图 4-4-14　27 种植体放置高度为 6mm 的愈合帽，显示愈合帽与对颌牙之间存在 1~2mm 的间隙（患者 I_4）

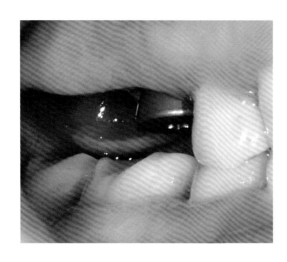

图 4-4-15　26 放置高度为 6mm 的愈合帽,显示愈合帽与对颌牙之间存在 1~2mm 的间隙(患者 I$_4$)

二、配合正畸辅助治疗

当患者选择正畸压低对颌牙以获得足够的垂直修复距离时,我们应该怎么做呢?

如图 4-4-16~ 图 4-4-18 所示,患者 J$_4$ 的 46 长期缺失未行冠修复,对颌牙出现明显伸长,导致缺牙区无法获得足够的垂直修复距离,同时也无法形成良好的咬合曲线。

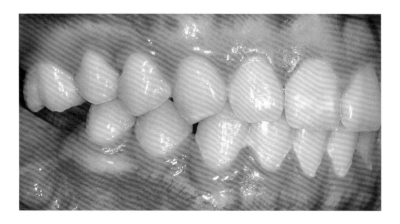

图 4-4-16　术前口内右侧咬合像,显示 46 缺牙区对颌牙明显伸长(患者 J$_4$)

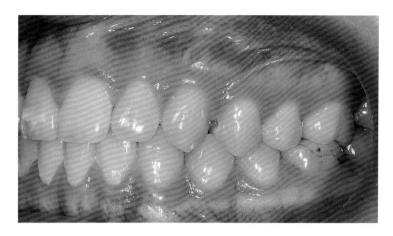

图 4-4-17　术前口内左侧咬合像,显示左侧咬合关系尚可(患者 J$_4$)

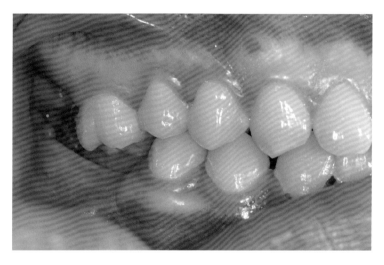

图 4-4-18　术前口内像,显示 16 明显伸长(患者 J$_4$)

在充分沟通后,患者 J$_4$ 选择植入种植体后同期正畸支抗压低 16 以获得足够的垂直修复距离和良好的咬合曲线。医师 J$_4$ 在术中常规进行了种植体的植入并进行骨增量手术(图 4-4-19~ 图 4-4-22)。16 腭侧近中与 16 颊侧远中植入种植钉,挂上橡皮圈,跨过 16 𬌗面隐形矫治器开槽处,从而压低 16,为下颌种植修复提供空间,其余牙齿不设计移动。

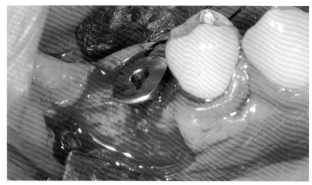
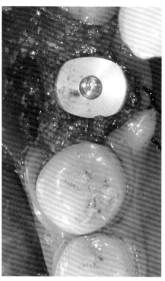

图 4-4-19　46 植入种植体（患者 J₄）

图 4-4-20　种植体植入后𬌗面观（患者 J₄）

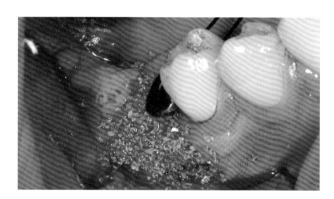

图 4-4-21　植入种植体后进行颊侧骨增量（患者 J₄）

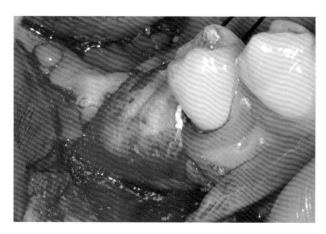

图 4-4-22　填入骨替代材料后盖膜（患者 J₄）

完成种植体植入后，医师 J_4 于 14、16 颊侧进行了附件的粘接，戴入相应的隐形矫治器，在 16 腭侧近中与 16 颊侧远中植入了种植钉，并挂上橡皮圈，跨过 16 𬌗面矫治器的开槽处，通过 16 的阻力中心以压低 16（图 4-4-23，图 4-4-24）。

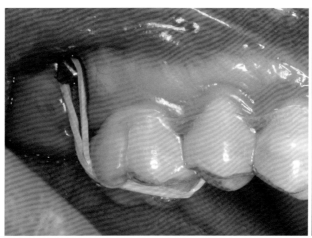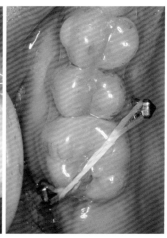

图 4-4-23　16 颊侧远中植入种植钉，并挂上橡皮圈，以压低 16（患者 J_4）

图 4-4-24　橡皮圈跨过 16 𬌗面矫治器开槽处（患者 J_4）

经过 4 周正畸矫治后，可见患者 16 压低效果明显，46 的垂直修复距离明显增加，达到冠修复要求（图 4-4-25，图 4-4-26）。

综上所述，对于某些后牙垂直修复距离不足的患者，需根据其年龄、可接受修复时间、牙槽骨情况、剩余垂直修复距离等情况，决定治疗方案。若患者难以接受正畸治疗或存在不利于正畸的情况，可结合患者植入位点解剖条件，适当加大种植体植入的深度，以获得足够的垂直修复距离。若患者接受并有条件进行正畸治疗，可利用正畸的方法，适当压低对颌牙以获得足够的垂直修复距离。

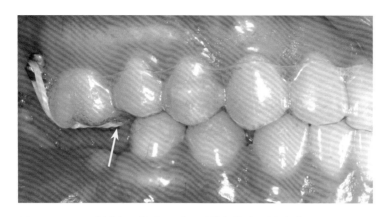

图 4-4-25　正畸矫治开始时 16 位置（黄色箭头示）（患者 J_4）

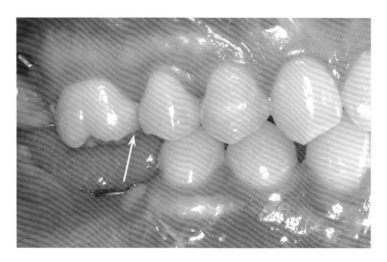

图 4-4-26　正畸矫治 4 周后 16 牙位置（黄色箭头示）（患者 J_4）

第五章
如何防范 CBCT 术前
设计的毫米级偏差

在前面几章中，我们通过对大量临床病例
的分析，总结了种植手术中可能出现的各
种错误。但有些时候，医师的操作并未出
现任何问题，但是种植体最终植入位置与
术前设计仍然存在着差异，这又会是什么
原因造成的呢？

第一节 | 如何防范下颌后牙区 CBCT 术前设计的毫米级偏差

一、术前设计与种植的实际位置不一致

下颌管是下颌后牙区的重要解剖结构，重度吸收的下颌骨内的下牙槽神经在后牙区种植手术时更易发生损伤，最终会导致患者同侧下唇麻木，甚至感觉丧失。

患者 A_5 由外院转诊，从 CBCT 中可以看到种植体已经进入下颌管内（图 5-1-1），那么患者 A_5 究竟出现了什么症状呢？

患者 A_5 最主要的症状和主诉是麻木，医师 A_5 进一步检查麻木的范围（图 5-1-2），并在每次复诊时观察麻木范围的变化。种植修复的最终目的是要修复患者缺失的牙齿，如果在种植体植入后患者反而出现麻木的症状，患者心理上一定是很难接受的，因此，在治疗过程中医师应当尽量避免有可能会对患者造成不良影响的操作。

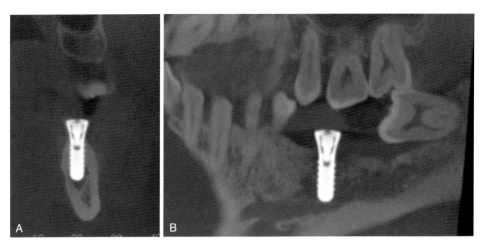

图 5-1-1　CBCT 示 36 种植体伤及下颌管（患者 A5）
A. 冠状面观示 36 种植体进入下颌管内　B. 矢状面观示 36 种植体进入下颌管内

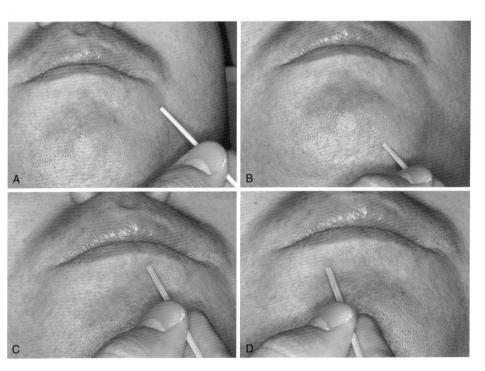

图 5-1-2　观察麻木范围（患者 A5）
A. 观察左下口角区感觉　B. 观察左下颏部区感觉　C. 观察左下唇区感觉　D. 观察右下唇区感觉

第五章　如何防范 CBCT 术前设计的毫米级偏差

患者 B₅ 的 46、47 连续缺失，医师 B₅ 计划通过种植手术来完成缺牙区的修复。通过术前 CBCT 观察 46 缺牙区，医师 B₅ 按照腭侧嵴顶高度测量法对患者 B₅ 的剩余骨高度进行测量，结果测得 46 缺牙区剩余骨高度仅为 9.39mm，而 47 缺牙区的剩余骨高度也仅为 8.88mm（图 5-1-3）。一般在种植手术时，种植体与下颌管之间至少要保证 2mm 的安全距离。而当时术前可用的最短植体长度为 8mm，因此对患者 B₅ 行种植手术存在较高风险，其中的主要问题是在种植术中容易发生下颌管的损伤。

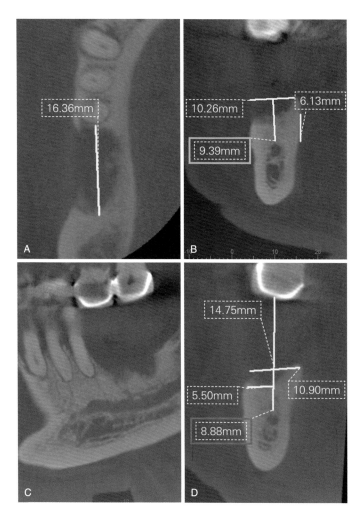

图 5-1-3　46、47 位点 CBCT 分析（患者 B₅）
A. 46、47 位点 CBCT 水平面观，显示缺牙区颊侧存在骨吸收　B. 46 位点冠状面 CBCT 测量，显示剩余骨高度为 9.39mm　C. 46、47 位点 CBCT 矢状面观，显示缺牙区剩余骨高度降低　D. 47 位点冠状面 CBCT 测量，显示剩余骨高度仅为 8.88mm

因此，在进行患者 B_5 的种植手术（图 5-1-4）时一定要非常小心，避免损伤下颌管。术中可采用 8mm 止动环进行钻孔，保证钻孔深度维持在 8mm。但在钻孔过程中，术者还是会比较担心钻穿，所以在备洞完成后，医师 B_5 再次肉眼观察并探查洞底是否全部为较硬的骨质，从而判断未伤及下颌管。在完成两颗 8mm 种植体的植入后，于术区颊侧骨组织吸收处植入骨替代材料，关闭创口。那么术后效果究竟如何呢？

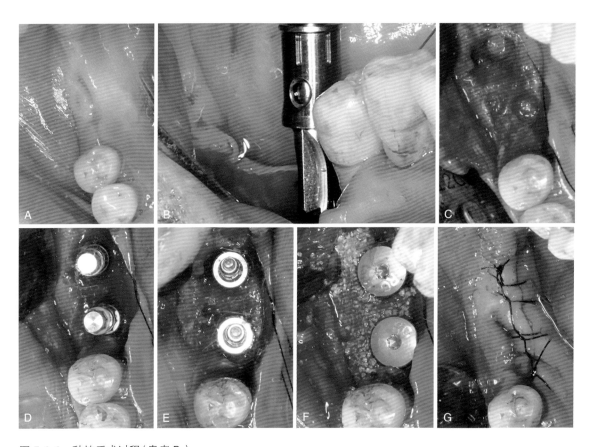

图 5-1-4　种植手术过程（患者 B_5）

A. 术区术前检查　B. 采用 8mm 止动环进行钻孔　C. 肉眼观察未损伤下颌管　D. 植入两颗种植体　E. 拆除携带体　F. 放入愈合帽后颊侧严密填塞骨替代材料　G. 缝合

手术完成后医师 B_5 立刻嘱患者 B_5 拍摄术后 CBCT，CBCT 显示在 46 和 47 缺牙区的位置，植入两颗 8mm 的种植体。但是 CBCT 显示 46 缺牙区剩余骨高度从术前测量的 9.39mm 增加到了 11.04mm。同样，47 缺牙区剩余骨高度从术前测量的 8.88mm 增加到了 9.77mm（图 5-1-5）。**究竟是什么原因造成了这种骨高度的变化呢？**

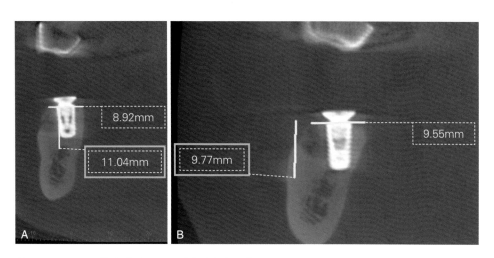

图 5-1-5　46、47 位点术后 CBCT 分析（患者 B_5）
A. 46 种植体冠状面 CBCT 测量，显示此时剩余骨高度为 11.04mm　B. 47 种植体冠状面 CBCT 测量，显示此时剩余骨高度为 9.77mm

仔细观察术前 CBCT 分析，可以看到医师 B_5 术前是按照垂直于咬合平面的方向进行的矢状面分析（图 5-1-6A）。但是术后观察种植体的植入方向和角度时，则是按照邻牙轴向进行的分析（图 5-1-6B）。

那么这两条线的长度是否完全一样呢？

实际上，两条线的长度并不是一样的，原因之一在于图 5-1-6 中的红线相当于一个直角三角形的斜边，蓝线相当于其直角边，斜边相对于直角边来说肯定会更长。因此，术中实际利用的骨高度之所以会变高，是由于在术前医师未能充分按照种植体的实际植入方向进行剩余骨高度的测量，即根据邻牙的长轴方向进行测量。

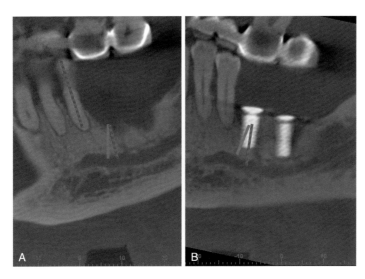

图 5-1-6　术前、术后 CBCT 分析对比（患者 B₅）

A. 术前按照咬合平面的垂直方向进行矢状面分析　B. 术后按照邻牙
轴向进行矢状面分析

蓝线示术前分析时的截面方向，红线示植入角度（参照邻牙角度）

　　但测量角度的变化仅仅是骨高度发生变化的原因之一。再来观察一下 46 牙位稍远中处的骨高度是怎样的呢？可以发现越偏远中，骨高度越低（图 5-1-7）。而植入时定位又偏近中植入的话，也会产生可利用骨高度变高的错觉。而这实际上是由于种植体植入位点与术前管嵴距分析测量时最低点的位置不一致所造成的。

　　最后，CBCT 影像测量本身就存在误差，医师 B₅ 从 CBCT 上观察到的骨量与患者实际的骨量并不是完全一致的。若患者存在骨密度较低的区域，则医师单从 CBCT 上是无法确定该位置是否有骨组织存在的，这一点也会造成术前分析测量时发生偏差（图 5-1-8）。

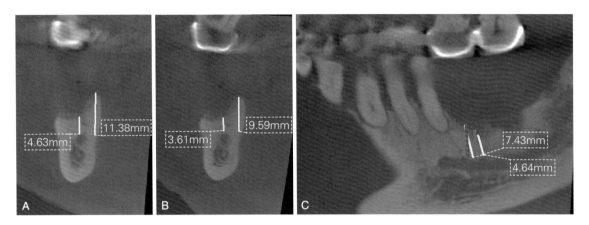

图 5-1-7　植入位置不同的 CBCT 分析（患者 B₅）

A. 在 46 稍近中的位点冠状面 CBCT 分析，显示舌侧牙槽嵴顶到下颌管约 11.38mm　　B. 在 A 图稍远中的位点冠状面 CBCT 分析，显示舌侧牙槽嵴顶到下颌管减少到 9.59mm；C. 可用骨高度在不同方向、位置可用骨高度会出现明显变化

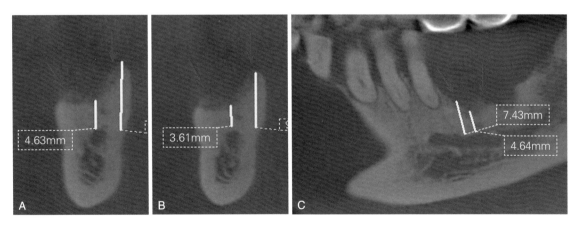

图 5-1-8　CBCT 显示的骨组织和实际的骨组织本身可能存在一定误差（患者 B₅）

A、B. 不同冠状面骨密度高和低的区域测量的骨高度不同；C. 矢状面观，显示缺牙区不同测量位点可用骨高度明显不同

（箭头示骨密度低的区域）

二、如何正确判读下颌管

有时临床上通过 CBCT 可清晰辨别下颌管的位置（图 5-1-9）。一般先在水平面上将坐标移到邻牙中央窝连线上，再经冠状面测量管嵴距。

但有时采用此方法在冠状面不能明确辨认出下颌管的位置，造成测量的管嵴距不准确。患者 C_5 前来修复 36，在医师 C_5 汇报患者 C_5 的术前计划时，通过图 5-1-10 所示并不能清楚看出下颌管的具体位置，因此，测量出的管嵴距结果无法使人信服。

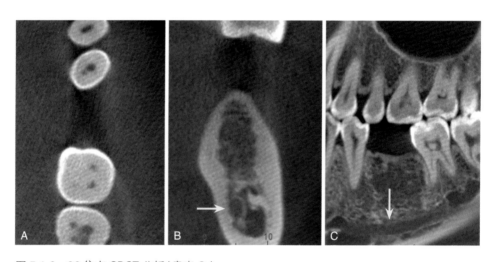

图 5-1-9　36 位点 CBCT 分析（患者 C_5）
A. 水平面观显示 36 缺失　B. 冠状面观可见下颌管　C. 矢状面观显示一条连续的下颌管
（黄色箭头示下颌管）

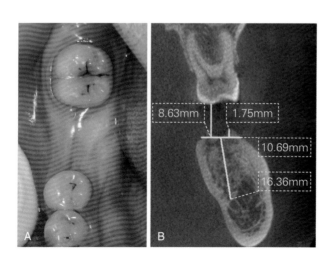

图 5-1-10　术前记录及 CBCT 分析（患者 C_5）
A. 36 位点术前记录　B. 36 位点 CBCT 冠状面测量,并不能清晰辨别下颌管

那么，应该如何正确判读下颌管的位置呢？

有些医师常会从缺牙区的近中邻牙，比如下颌第一前磨牙或第二前磨牙位置的冠状面，从前向后依次从不同的截面去寻找下颌管的位置，再进一步缓慢将图像移动到需要植入种植体的位置。**但是，在下颌第一、第二磨牙的位置经常会出现下颌管在影像上表现不清晰的情况，这是由于什么原因造成的呢？** 原来，在下颌第一、第二磨牙的位置有时会因为下颌管周围骨小梁较为疏松而看不清楚下颌管。这时如果仍按照前述方法去判读，是无法确定下颌管位置的，这将直接影响种植手术计划的准确性。

在实际的临床病例分析过程中，为了获得清晰的下颌管走行，医师可以采用如下方法：

在制订患者 D_5 术前计划时，通过传统的测量方法在冠状面无法辨别下颌管位置（图 5-1-11A~C）。因此采用了改良的方法，首先在冠状面找到颏孔的位置，一般在颏孔部位下颌管比较明显，通过调整，将冠状面的分析焦点对准颏神经在冠状面进入到下颌骨的最深入的地方（图 5-1-11D），这时旋转水平面（图 5-1-11E），在矢状面上获得清晰的一段下颌管。通过测量矢状面上的管嵴距（图 5-1-11F），将测量高度转移至冠状面（图 5-1-11G），便可获得正确的下颌管位置，从而指导种植手术。

但是为什么在矢状面可以清晰地看到下颌管，而在冠状面下颌管却不清楚呢？ 观察图 5-1-12 中方框内的区域，此时下颌管与周围骨小梁边界不清，这样转移到冠状面后则不能明确确定下颌管的位置，而从矢状面却可以得到一个较为确定的连续的下颌管影像，从而确定出下颌管的位置（图 5-1-12）。

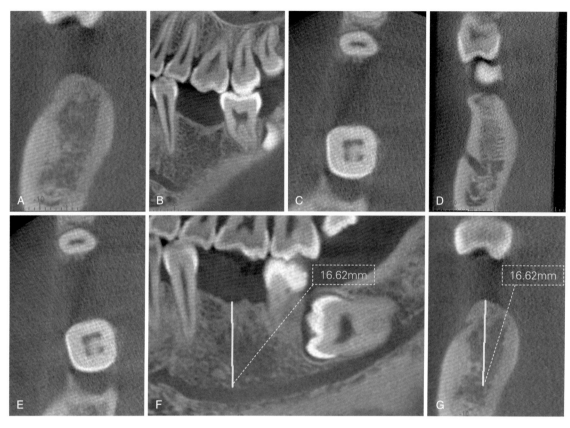

图 5-1-11　测量管嵴距传统方法与改进方法（患者 D₅）

A. 46 位点的冠状面上无法清晰辨别下颌管　B. 46 位点的矢状面　C. 在横截面将测量区域置于邻牙中央连线上　D. 先找到颏孔　E. 后旋转横截面　F. 在矢状面上获得一段清晰的下颌管，测量管嵴距　G. 将管嵴距转移至冠状面

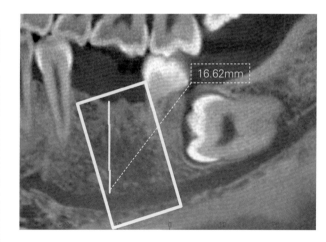

图 5-1-12　矢状面可获得一段清晰的下颌管影像而冠状面不能获得的原因分析（患者 D₅）
方框内示该段下颌管影像与周围骨质密度接近

三、如何在后牙区邻牙远中牙根倾斜时准确测量

临床上有些患者缺牙区邻牙牙根会向缺牙区倾斜，种植时应控制植入方向以防损伤邻牙，术前测量时更应注意变换测量的角度。

从 CBCT 可以发现（图 5-1-13A~C），患者 E$_5$ 46 远中牙根明显偏向缺牙区，医师在测量时仍按照垂直咬合平面的方向测量管嵴距，发现远中牙根距离种植体纵轴 3.79mm，后牙种植体的直径一般选择 5mm 左右，则种植体表面距离邻牙牙根只有 1mm 左右，术中植入方向把握不准则极易损伤邻牙牙根。

因此，在此类邻牙牙根远中倾斜时，应在矢状面准确调整植入方向，并选择参照点指导术中植入定位，避免损伤邻牙（图 5-1-13D~F）。

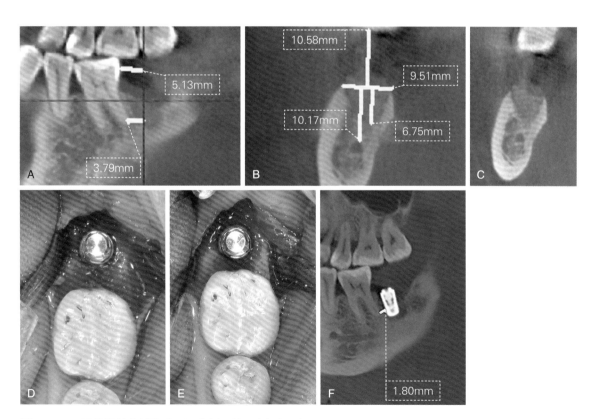

图 5-1-13　牙根倾斜病例的 CBCT 分析及植入（患者 E$_5$）

A. 若垂直咬合平面植入时的矢状面测量　B. 若垂直咬合平面植入时的冠状面 CBCT 测量　C. 若垂直咬合平面植入时的冠状面观，显示缺牙区植入条件尚可　D. 初次植入种植体时未控制住方向，导致种植体根方偏近中　E. 将种植体反向旋出后再次植入，使其根方偏远中　F. 术后 CBCT 示调整后种植体与邻牙远中根最小距离为 1.8mm

四、如何准确观察第三磨牙情况

术前分析不应只关注缺牙区，对于下颌后牙区，还要分析第三磨牙的情况。患者 F_5 的 46 缺失，医师 F_5 计划拆除 45—47 烤瓷桥，并拔除 47，再于 46、47 位点各植入一颗种植体。医师 F_5 对管嵴距、颊舌向宽度以及修复距离进行了常规术前分析，但是并没有分析邻牙情况（图 5-1-14）。临床中患者 F_5 可能会有阻生第三磨牙存在，那么患者 F_5 是否有 48 呢？

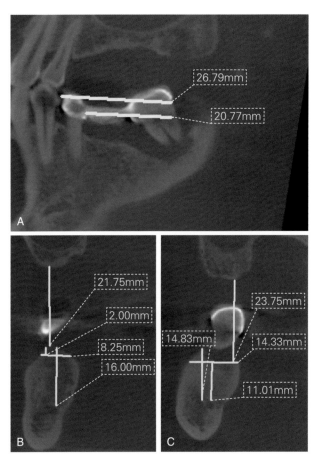

图 5-1-14　未关注第三磨牙的 CBCT 分析（患者 F_5）
A. 矢状面未观察到 48　B. 46 位点冠状面观，测量剩余骨高度、宽度尚可　C. 47 位点冠状面观，测量剩余骨高度、宽度尚可

重新将关注点放在邻牙上时，医师 F_5 发现 47 远中确实存在 48（图 5-1-15），且位置距离 47 非常近，若不拔除 48，则后期对种植体可能产生不可预测的影响。临床上，术前分析时医师有时往往只关注种植位点，直接将 CBCT 移到测量截面。未能做到全面观察和分析 CBCT 影像。如果不能获知完整的种植位点信息，不仅可能影响手术进度，更会影响种植体远期成功率。

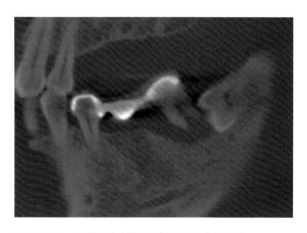

图 5-1-15　调整后矢状面观察到 48（患者 F_5）

第二节 │ 如何防范上颌后牙区 CBCT 术前设计的毫米级偏差

一、如何避免术中上颌窦提升高度和测量高度的偏差

患者 G_5 的 25、26 缺失，需要行上颌窦提升术，余留牙也有问题，医师 G_5 计划在缺牙区进行种植修复（图 5-2-1）。

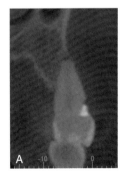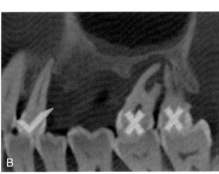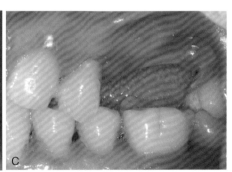

图 5-2-1　术前 CBCT 分析及口内检查（患者 G_5）
A. 冠状面观示邻牙 24 无明显异常　B. 矢状面观示 25、26 缺失，24 远牙根吸收，27、28 牙周病变　C. 口内检查示 25、26 缺失，缺牙区牙槽嵴顶吸收

医师 G_5 对患者 G_5 进行影像学分析，24 远中牙槽骨吸收，可以看到骨高度超过 11.75mm，可以植入一颗 10mm 长度的种植体（图 5-2-2A~C）。离开邻牙稍远些位置再次测量骨高度，发现此时也有 12.43mm（图 5-2-2D、E）。在 26 位点需要行上颌窦提升术，我们分别选取两个截面进行测量，骨高度约为 3.5mm（图 5-2-3）。因 27、28 没有太大保留价值（图 5-2-4），拔除 27、28（图 5-2-5）。因此治疗计划是：①拔除 27、28；②24 近中翻瓣，龈下刮治，激光处理；③25 位点植入种植体；④26、27 位点行经牙槽嵴顶上颌窦提升术，同期植入种植体。

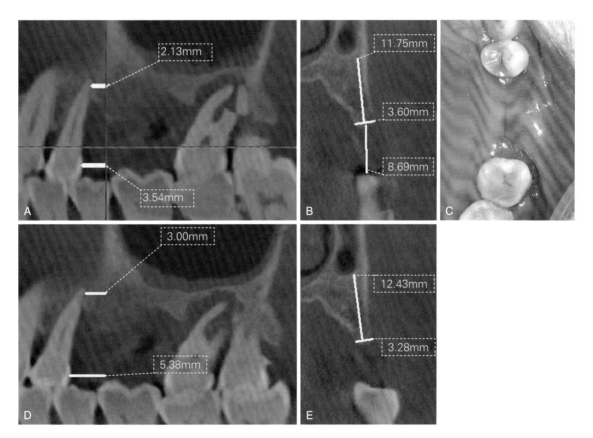

图 5-2-2　25 位点不同角度的 CBCT 测量（患者 G_5）
A. 若垂直咬合平面植入时的矢状面测量　B. 若垂直咬合平面植入时的冠状面测量　C. 口内𬌗面观，显示缺牙区颊侧骨吸收　D. 较 A 图位点稍远距离时的矢状面测量　E. 较 A 图位点稍远距离时的冠状面测量

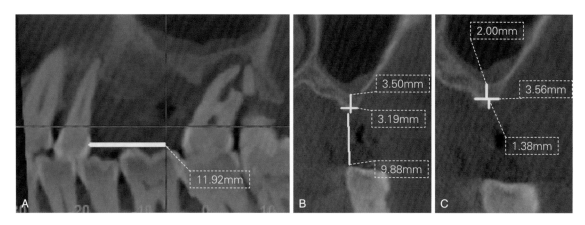

图 5-2-3　26 位点不同角度的 CBCT 测量（患者 G₅）

A. 26 位点矢状面测量；B. 若垂直咬合平面植入时的冠状面测量；C. 较 B 图位点稍远距离时
的冠状面测量

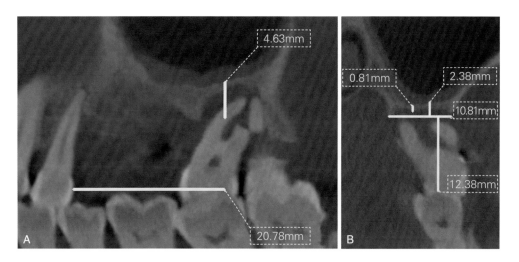

图 5-2-4　27 无保留价值（患者 G₅）

A. 27 位点矢状面测量　B. 27 位点冠状面测量

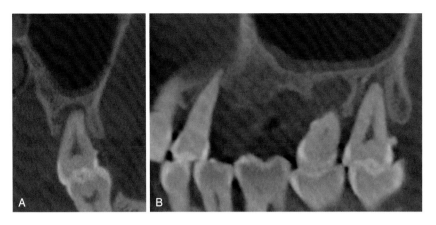

图 5-2-5　28 无保留价值（患者 G_5）
A. 28 位点冠状面观　B. 28 位点矢状面观

以下是手术操作过程，与术前分析一致，在 24 远中具有明显的牙槽骨缺损，龈下刮治配合激光处理将牙根表面清理干净，保留 24（图 5-2-6）。以 24 作为参照物，进行 25 牙位定位。术前分析 25 位点牙槽骨高度约为 11~12mm。但在备孔至 10mm 时，术者突然发现阻力变小，仔细探查深度发现已经达到 14mm 且没有明显的阻力，因此术者确定此刻已经穿破了上颌窦黏膜（图 5-2-7）。术后 CBCT（图 5-2-8A）显示 25 位点确实出现了上颌窦黏膜穿通的情况。**术后测量出现了比术前测量骨高度更小的问题，这会是什么原因造成的呢？**

由于 25 位点上颌窦底近远中呈斜坡样，因此，术中 25 位点的种植角度只要稍微变化，可利用的有效骨高度就会相应地发生变化（图 5-2-8）。术前分析的角度与术中植入的角度不一致，则会造成测量高度的不准确。

上颌后牙区常见的术前测量不准确经常发生在上颌窦提升测量高度和实际术中的提升高度不一致时，此时窦底形态往往不平坦，植入位点近远中的窦嵴距相差较大。

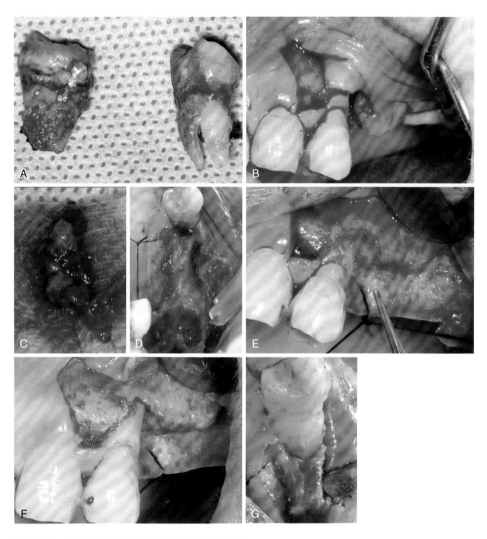

图 5-2-6 拔牙后激光处理邻牙过程（患者 G₅）

A. 拔除 27、28　B. 24 近中龈乳头梯形翻瓣，牙槽嵴顶偏腭侧切口　C. 搔刮 27、28 拔牙窝的大量肉芽组织　D. 拔牙后𬌗面观　E. 激光处理 24 的远中、颊侧根面　F. 处理后的 24 根面颊侧　G. 处理后的 24 根的远中面

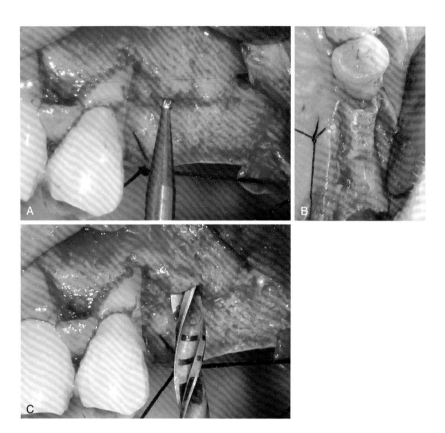

图 5-2-7　25、26 种植手术过程（患者 G₅）
A. 小球钻定位　B. 定位后殆面观　C. 先锋钻备孔

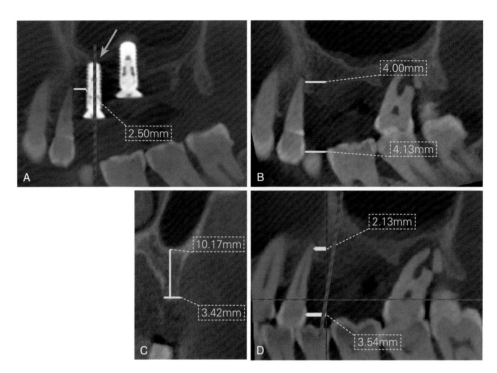

图 5-2-8　从 CBCT 角度分析原因（患者 G₅）

A. 种植体的实际位置　B. 种植体实际位置对应的术前测量位置的矢状面观　C. 种植体实际植入位置对应的术前测量位置的冠状面观，显示高度下降至 10.17mm　D. 术前计划和术中实际植入的位置的矢状面测量（红线示种植体植入方向，蓝线示术前分析时计划植入方向）

　　我们再来看下面这个病例。经过患者 G₅ 的提示，再碰到此类患者 H₅ 时，医师应该事先注意到一旦术中植入角度稍微改变一点，窦嵴距则会相差非常大（图 5-2-9）。原因在于上颌窦底非常不平坦，牙槽嵴顶也不平坦。当距离近中邻牙 4.88mm 时，此时的窦嵴距为 12.5mm（图 5-2-9B）。但是当植入方向在矢状面上稍微向远中 1mm 时（图 5-2-9C），发现窦嵴距降至 7.88mm（图 5-2-9D）。这就很可能导致测量位点与植入位点存在一定的差距。由于术中植入角度不一定会严格遵从术前测量的角度，因此当窦底形态不规则时，一定要注意测量位点与实际植入位点是有偏差的，要对不同的平面进行相应的分析，全面分析可能的窦提升高度，避免术中损伤窦黏膜。

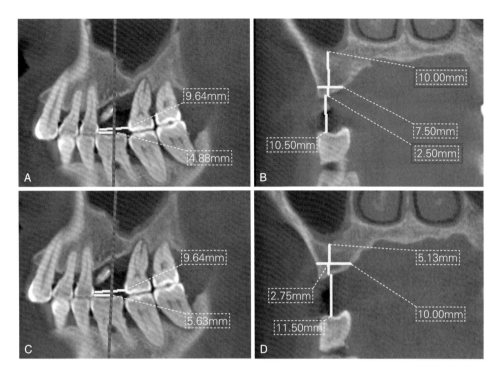

图 5-2-9　16 不同位点的 CBCT 测量（患者 H₅）

A. 距离近中邻牙 4.88mm 时测量的矢状面　B. 距离近中邻牙 4.88mm 时的窦嵴距为 12.5mm（10+2.5=12.5mm）　C. 矢状面上稍微向远中 1mm　D. 窦嵴距降至 7.88mm（2.75+5.13= 7.88mm）

二、如何在即刻种植时准确测量

　　类似于前面所阐述的上颌窦区域的窦嵴距测量偏差，对于上颌后牙区即刻种植的术前分析来说，医师也应该采用不同平面、多处测量的原则才能尽量减小术中偏差。

患者 I_5 的 17 不能保留，医师 I_5 在术前测量时，仅测量了根尖距离窦底的距离为 2.25mm（图 5-2-10），但术前并没有充分分析到牙槽窝的形态，因此，医师 I_5 计划此次仅行位点保存术。但术中发现 17 牙槽间隔处骨高度尚可，于是改为即刻拔除即刻种植，术中同时在比较理想的位置上植入两颗种植体（图 5-2-11）。术前分析时按照根尖距窦底的最小距离测量，认为需要通过上颌窦提升术提升很高的高度，但在术中是按照牙槽间隔的位置植入一颗 8mm 种植体，并没有进行太多的上颌窦提升（图 5-2-12A、B），最终修复效果及种植体骨结合良好（图 5-2-12C、D）。

初学者在进行上颌后牙即刻种植前测量时，往往因忽略牙槽间隔处的剩余骨量而影响手术计划。但与患者沟通手术计划时，应讲明可能有两种手术方案，具体方案的最终确定要视术中情况而定。

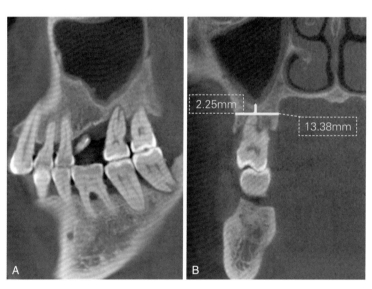

图 5-2-10　术前不完整的 CBCT 分析（患者 I_5）
A. 矢状面观显示 17 牙槽骨吸收至根尖　B. 冠状面观测量根尖距窦底 2.25mm

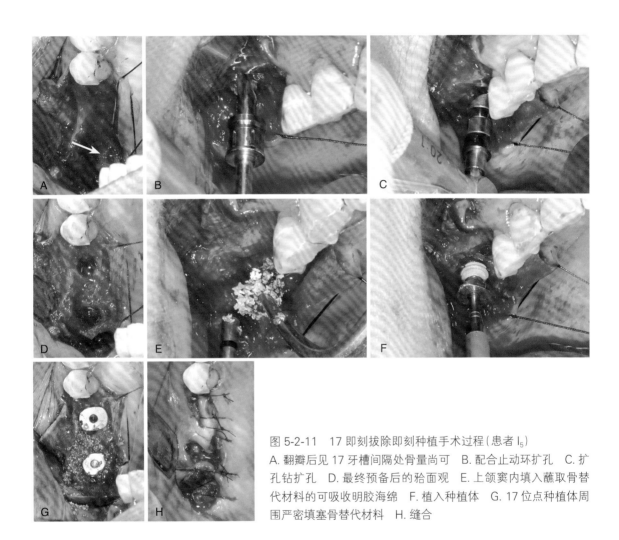

图 5-2-11　17 即刻拔除即刻种植手术过程（患者 I₅）

A. 翻瓣后见 17 牙槽间隔处骨量尚可　B. 配合止动环扩孔　C. 扩孔钻扩孔　D. 最终预备后的𬌗面观　E. 上颌窦内填入蘸取骨替代材料的可吸收明胶海绵　F. 植入种植体　G. 17 位点种植体周围严密填塞骨替代材料　H. 缝合

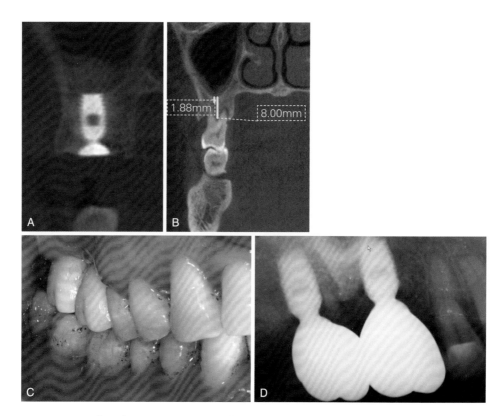

图 5-2-12　17 位点术后 CBCT 及修复后情况（患者 I₅）

A. 17 位点仅少量提升　B. 牙槽间隔处测量,骨高度为 8mm　C. 最终修复后颊侧面观　D. 最终修复后 X 线片示种植体骨结合良好

三、如何准确观察邻牙情况

为什么要观察邻牙情况呢? 因为当种植位点邻近天然牙垂直骨吸收严重时, 医师需要依据邻牙骨吸收的范围来确定切口的位置。

患者 J₅ 的 26 缺失（图 5-2-13A~C）, 那么可以只分析 26 位点的情况吗? 不可以, 因为医师要了解邻牙有没有出现骨吸收病变。医师 J₅ 怀疑 27 出现了骨缺损的情况。仅从 CBCT 影像的矢状面观察是不够的, 还应观察 27 的冠状面, 可以看到 27 的腭根有吸收（图 5-2-13D）。

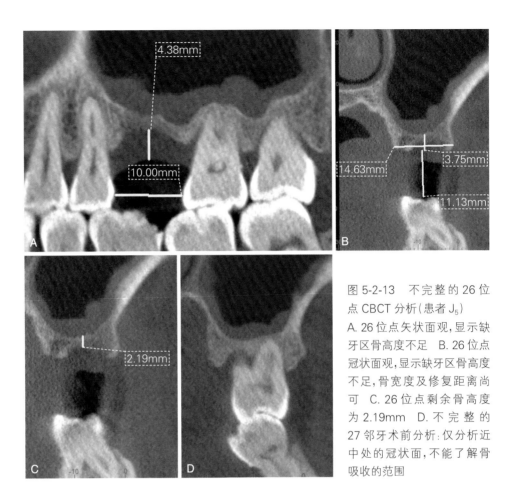

图 5-2-13 不完整的 26 位点 CBCT 分析（患者 J₅）

A. 26 位点矢状面观，显示缺牙区骨高度不足　B. 26 位点冠状面观，显示缺牙区骨高度不足，骨宽度及修复距离尚可　C. 26 位点剩余骨高度为 2.19mm　D. 不完整的 27 邻牙术前分析：仅分析近中处的冠状面，不能了解骨吸收的范围

对于一个长度 10mm 的牙齿，一个截面是远远不够的，我们需要从不同的截面来分析，才能从三维空间的角度了解牙根的吸收情况，充分利用 CBCT 的信息，制订详细的治疗计划。依次从腭根偏近中、腭根中央和腭根偏远中三个截面来观察（图 5-2-14），才能对腭根缺损的范围有全面的掌握。通过 CBCT 可以发现腭根偏近中时缺损明显，到达腭根中央时有所恢复，腭根偏远中时情况尚可。通过对腭根从近中至远中情况的分析，从而确定翻瓣位置应到达 27 腭根的远中，通过根面刮治、根面平整、激光等方式处理有骨吸收的 27 腭根近中部分。

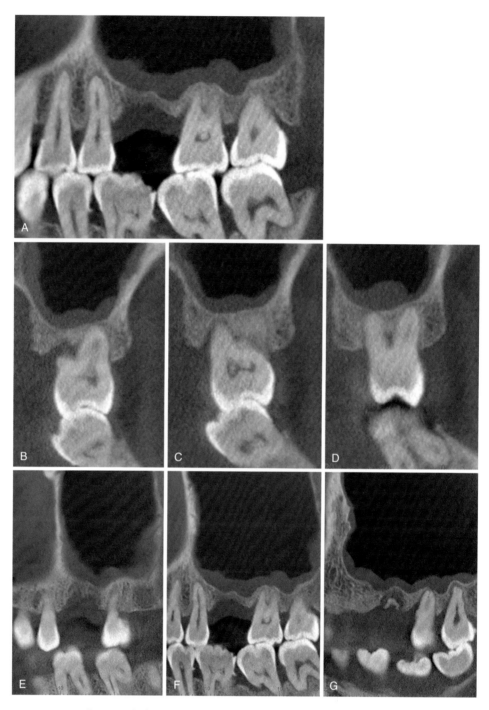

图 5-2-14　正确的邻牙术前分析(患者 J5)

A. 矢状面观示 27 垂直骨吸收　B. 27 冠状面近中处示腭根近中垂直骨吸收,近中颊根尚可　C. 27 冠状面牙槽间隔处示腭根中央垂直骨吸收　D. 27 冠状面远中处示腭根远中尚可　E. 27 矢状面颊侧示近中颊根颊侧尚可　F. 27 矢状面中央窝处示近中颊根近中面疑似垂直骨吸收　G. 27 矢状面腭侧示腭根近中面垂直骨吸收

因此，再次看到患者 J₅ 口内情况时，我们知道这不只是一个简单的 26 位点种植，还会想到 27 的近中邻面中份是有骨缺损的，缺损延续到腭根近中面，到达颊根处骨高度基本正常（图 5-2-15）。

翻瓣后，27 的腭侧近中确实有明显骨缺损，如果不处理直接填塞骨替代材料的话，27 牙位的炎症很有可能波及 26 牙位植骨区域而造成感染。因此术中需要进行严格的根面刮治，一直到达 27 腭根正常的骨面（图 5-2-16A~C）。完成清洁后再次通过上颌窦提升术同期植入种植体，完成该患者的种植手术（图 5-2-16D~F）。

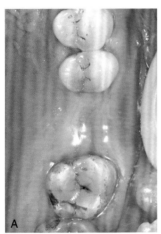

图 5-2-15　26 位点术前口内检查（患者 J₅）
A. 26 位点𬌗面观，显示 27 近中及腭侧牙龈红肿　B. 26 位点颊面观，显示 27 近中疑似存在骨吸收

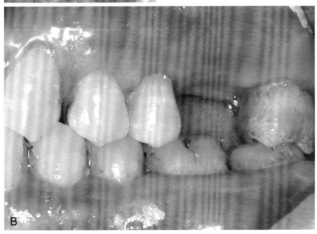

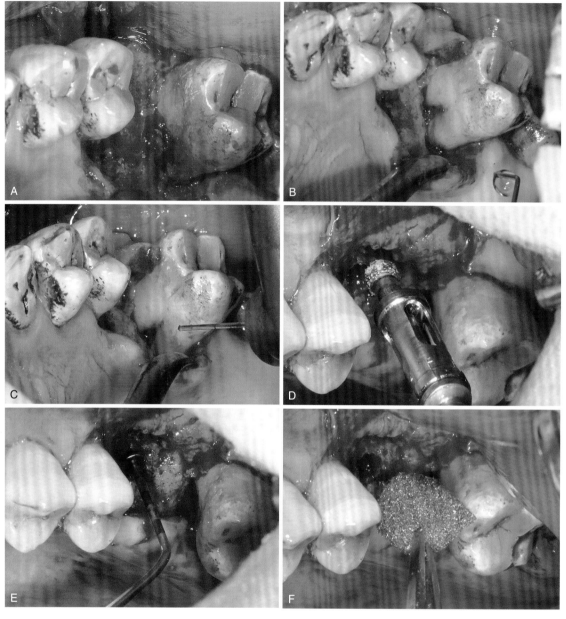

图 5-2-16　手术中处理 27 近中面及腭侧并完成种植（患者 J₅）

A. 翻瓣后可见 27 近中、腭侧骨吸收　　B. 手动刮除后冲洗　　C. 激光处理 27 近中及腭侧面　　D. 配合止动环进行上颌窦提升术　　E. 剥离窦黏膜　　F. 窦底填塞可吸收明胶海绵

第三节 | 如何防范前牙区 CBCT 术前设计的毫米级偏差

一、如何正确分析切牙管

切牙管为中切牙区种植手术时需注意的重要解剖结构，内有鼻腭神经及血管。原则上种植手术应避免损伤切牙管，因此在行中切牙区种植手术时，应正确分析切牙管的位置和走行。

患者 K_5 的 21 残根，医师 K_5 计划行即刻拔除即刻种植手术。术前医师 K_5 对颊舌侧宽度、近远中宽度及至鼻底高度均进行了分析（图 5-3-1A、B），却忽略了最重要的解剖结构——切牙管。术中备孔过程中出现落空感，探查后发现根方较软，疑似穿通切牙管（图 5-3-1C、D）。术中搔刮切牙管后植入骨替代材料，术后植体情况良好（图 5-3-1G、H）。对切牙管进行重新分析后发现，切牙管距离 21 根尖 1/3 处较近，若备洞稍偏向近中，则可能损伤切牙管（图 5-3-1E、F）。

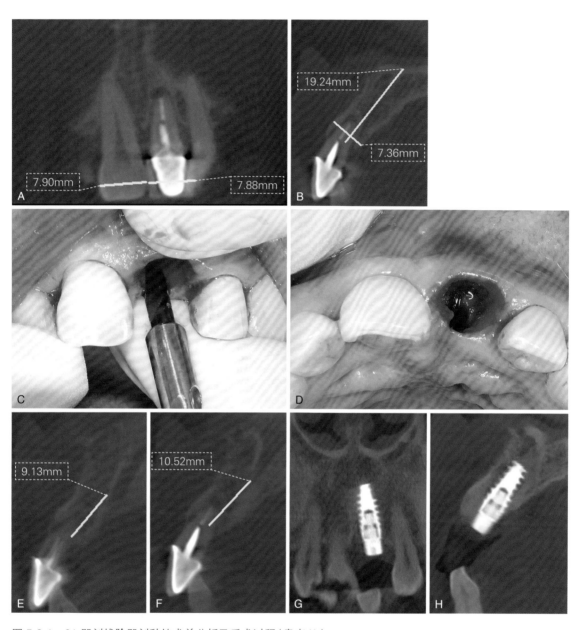

图 5-3-1　21 即刻拔除即刻种植术前分析及手术过程（患者 K₅）

A. 21 术前冠状面分析　B. 21 术前矢状面分析　C. 术中扩孔出现落空感　D. 预备结束后殆面观,显示窝洞制备尚可　E. 距离拔牙窝根尖近中 2mm 时的冠状面,可见切牙管距离腭侧牙槽嵴顶仅约 9.13mm　F. 距离拔牙窝根尖近中 1mm 时的冠状面,可见切牙管距离腭侧牙槽嵴顶仅约 10.52mm　G. 术后 CBCT 冠状面示切牙管内填塞骨替代材料　H. 术后 CBCT 矢状面示种植体位置及方向良好掌握切牙管的整体解剖结构，有助于避免在上颌中切牙种植手术过程中损伤切牙管。切牙管的位置、形态、大小在个别人群中可发生变异，术前对该解剖结构的充分分析和了解有助于减少和避免术中对该结构的损伤。切牙管本身的解剖结构对种植影响不大，但是该结构的大小、形态会影响可利用的牙槽骨骨量状况。此外，该结构与中切牙牙根之间的位置关系及上颌中切牙即刻种植紧密相关，在进行上颌中切牙即刻种植时必须考虑到这一点。

二、如何在前牙区邻牙牙根倾斜时正确制订手术计划

患者 L_5 的 13 残根，计划进行种植修复（图 5-3-2）。在进行术前 CBCT 分析时，医师 L_5 采用矢状面进行分析，发现颊舌向宽度尚可，可以考虑进行即刻种植。但从冠状面分析，邻牙牙根均明显偏向缺隙侧，植入过程中极有可能伤及邻牙牙根（图 5-3-3）。**那么遇到此类病例，处理方法是怎样的呢？能否植入一颗较长的种植体呢？**

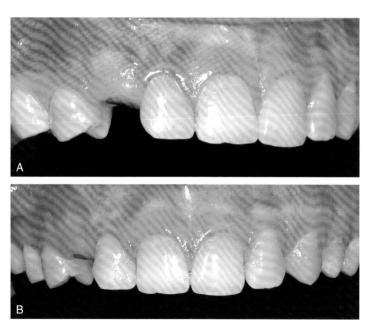

图 5-3-2　术前口内检查（患者 L_5）
A. 侧面观示 13 位点软组织形态　B. 正面观示上颌牙列情况及口腔卫生情况

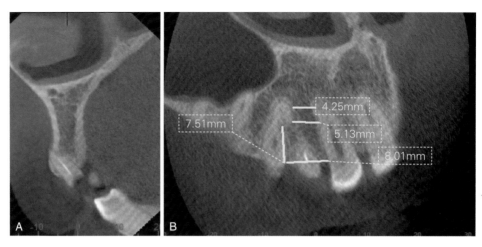

图 5-3-3 术前分析（患者 L₅）

A. 矢状面示 13 残根　B. 冠状面示 13 根方距离缩窄

　　答案肯定是否定的，应该选择一颗形态短粗的锥形种植体。手术过程中医师 L₅ 选择了一颗只有 7mm 长的种植体，翻瓣后微创拔除牙根（图 5-3-4），植入种植体，同时注意种植体与邻牙之间具有足够的距离。最后填塞骨替代材料，覆盖骨膜关闭创口（图 5-3-5）。术后 CBCT 显示矢状面种植体颊舌向位置较理想，冠状面上种植体未损伤邻牙（图 5-3-6）。如果术前医师选择一颗 较长的种植体，则很可能损伤邻牙牙根。

　　修复后及修复 1 年后复查的情况显示（图 5-3-7），患者 L₅ 种植后的修复效果尚可。

　　而对于前牙的 CBCT 分析，怎样才能获得一个完整的 CBCT 数据呢？

　　在单颗前牙的分析中，我们可以通过术前的口内检查记录，掌握患者 M₅ 的近远中距离、切缘的透明度以及切缘的位置等（图 5-3-8）。通常，医师 M₅ 会首先观察 CBCT 矢状面（图 5-3-9A），以了解牙槽骨角度、唇腭向宽度以及牙槽嵴顶至鼻底的骨高度。**但是不是从这个截面就能确定种植体的直径和植入角度呢？** 显然并不是，需要分析邻牙牙槽骨的情况，观察邻牙上有无缺损（图 5-3-9B、C）。同样，医师还需要从冠状面观察邻牙牙根有无偏斜（图 5-3-9D）。充分利用 CBCT 三维的方向，才能充分掌握种植位点的相应信息，指导种植手术。

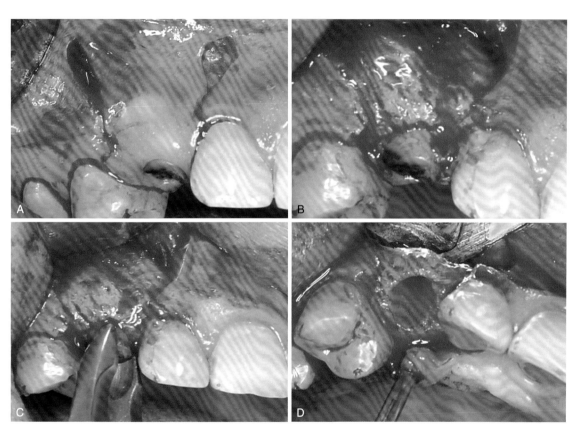

图 5-3-4　拔除 13 残根（患者 L₅）

A. 设计垂直切口　B. 翻瓣　C. 拔除 13 残根　D. 13 拔牙窝

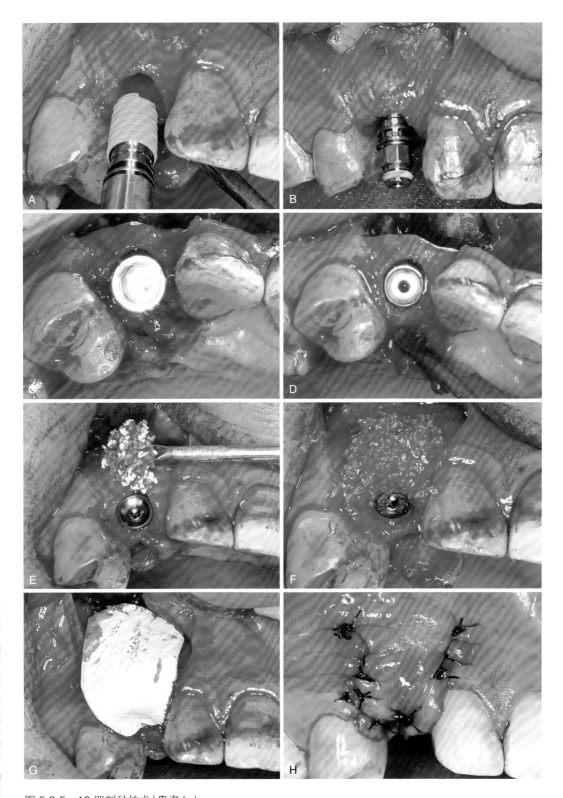

图 5-3-5　13 即刻种植术（患者 L₅）

A. 植入种植体　B. 13 种植体正面观示方向位置良好　C. 13 种植体𬌗面观示方向位置良好　D. 拆除携带体后旋入覆盖螺丝　E. 颊侧填塞骨替代材料　F. 骨替代材料填塞完成　G. 覆盖胶原膜　H. 严密缝合

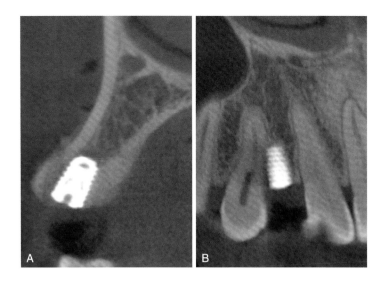

图 5-3-6 术后 CBCT
（患者 L_5）
A. 矢状面示种植体方向位置良好　B. 冠状面示种植体未伤及邻牙牙根

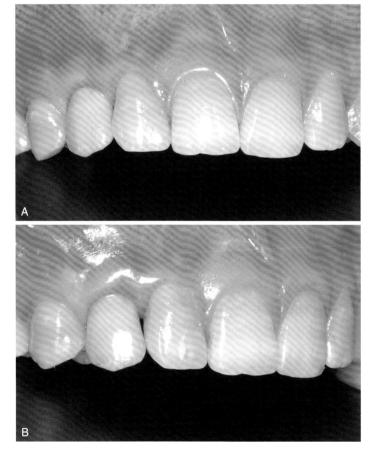

图 5-3-7　修复效果
（患者 L_5）
A. 13 修复后正面观，显示修复美学效果尚可　B. 13 修复 1 年后正面观

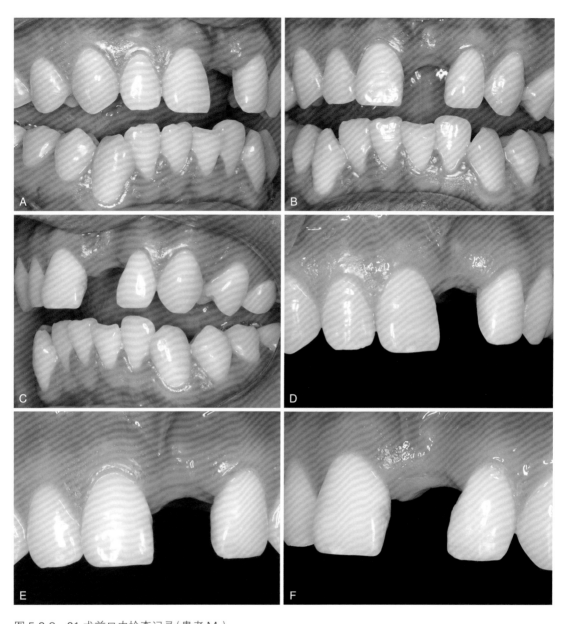

图 5-3-8 21 术前口内检查记录（患者 M₅）

A. 侧面观示牙列情况, 21 牙槽骨萎缩　B. 正面观示牙列情况, 21 软组织尚可　C. 侧面观示牙列情况, 21 牙槽骨萎缩　D. 侧面观示 21 牙槽骨萎缩　E. 正面观示 21 软组织尚可　F. 侧面观示 21 牙槽骨萎缩

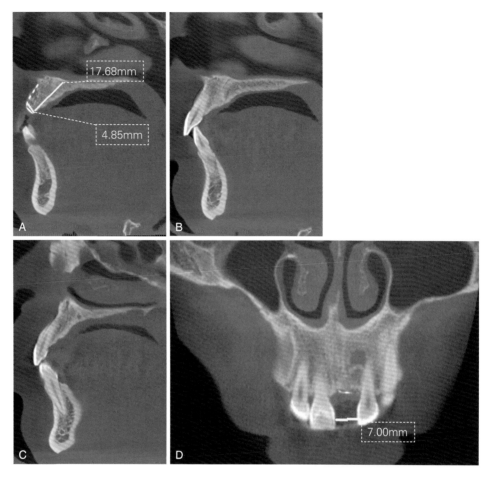

图 5-3-9　21 完整的术前 CBCT 分析（患者 M₅）

A. 21 矢状面测量骨宽度和骨高度　B. 11 矢状面观察牙槽骨情况　C. 22 矢状面观察 22 牙槽骨情况　D. 冠状面观察邻牙牙根是否倾斜，根尖是否有炎症

　　下面我们来看正畸 – 种植联合治疗的前牙病例（图 5-3-10）。患者 N₅ 双侧侧切牙先天缺失，常造成邻牙牙根向缺牙区倾斜，加上正畸患者在摆根移动时牙根移动往往不明显，均可造成根方近远中骨量欠佳，进而出现修复距离大于根方距离的情况。对于 12 位点，修复距离为 6.14mm，根方距离为 5.76mm（图 5-3-11A、B）。在 22 位点，修复距离为 5.39mm，根方距离只有 4.22mm（图 5-3-11C、D）。这是正畸科转诊患者经常会出现的情况，主要是由牙量和骨量不调所致。

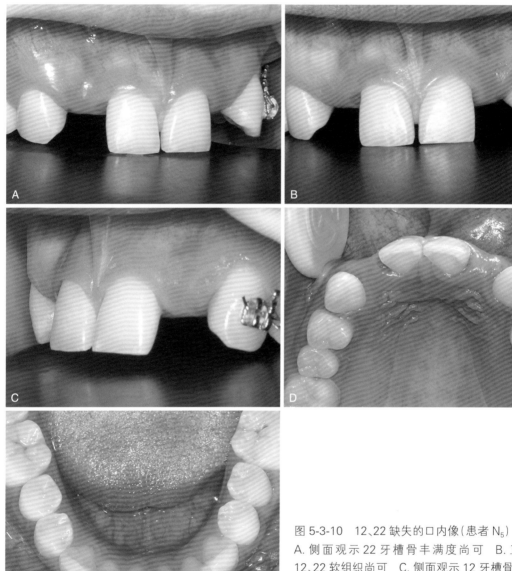

图 5-3-10 12、22 缺失的口内像（患者 N₅）
A. 侧面观示 22 牙槽骨丰满度尚可 B. 正面观示
12、22 软组织尚可 C. 侧面观示 12 牙槽骨丰满度尚
可 D. 𬌗面观示 12、22 牙槽骨有吸收 E. 下颌牙列
情况良好

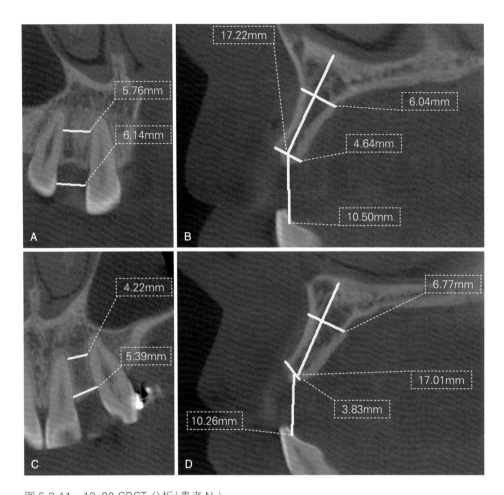

图 5-3-11 12、22 CBCT 分析（患者 N_5）

A. 12 冠状面测量，显示根方距离 5.76mm 小于冠方修复距离 6.14mm　B. 12 矢状面测量　C. 22 冠状面测量，显示根方距离 4.22mm 小于冠方修复距离 5.39mm　D. 22 矢状面测量

那么此类患者可不可以选择做种植修复呢？如果可以种值，应该选择一颗怎样的种植体呢？我们应该选择一颗短的、锥形的种植体。但同样医师做种植时风险相对较大，对术者手术技术要求非常严格，稍微偏斜都可能损伤邻牙牙根。

那么这种情况应该如何处理呢？

手术中应翻瓣，充分暴露唇侧骨和邻牙的缺隙侧，通过肉眼直观观察到邻牙牙根的方向进行种植体的植入（图 5-3-12）。**随后进行了 CBCT 的拍摄，那么最终效果究竟如何呢？**

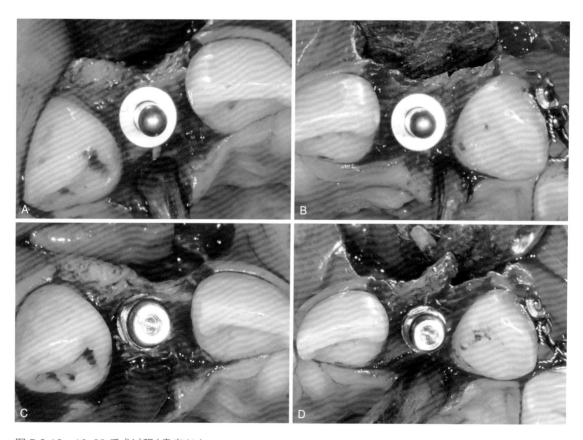

图 5-3-12　12、22 手术过程（患者 N$_5$）
A. 12 位点平行杆指示方向位置良好　B. 22 位点平行杆指示方向位置良好　C. 12 种植体方向位置良好　D. 22 种植体方向位置良好

对于 22 位置，术前测量的根方距离只有 4.22mm，但术后计算此时的根方距离，种植体根方直径为 2.5mm，总共根方距离为 1.3+2.5+2.1=5.9mm，出现了术后根方明显变宽的情况（图 5-3-13A、B）。对于 12 位置，术前测量的根方距离只有 5.76mm，但术后计算此时的根方距离为 0.62+2.5+3.58=6.7mm，骨的宽度也增加了约 1mm（图 5-3-13C、D）。**那么究竟是什么原因造成的呢？**

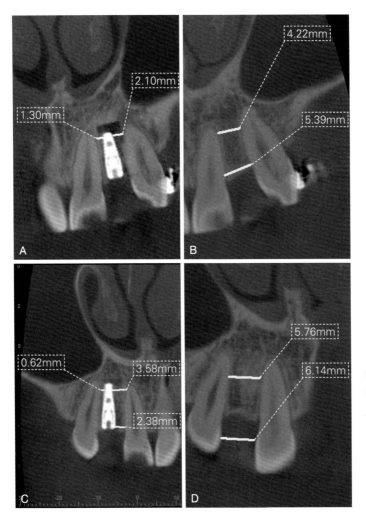

图 5-3-13　术后、术前 CBCT 分析的比较（患者 N₅）
A. 22 术后冠状面测量为 5.9mm　B. 22 术前冠状面测量为 4.22mm　C. 12 术后冠状面测量为 6.7mm　D. 12 术前冠状面测量为 5.76mm

我们对比一下术前与术后的CBCT（图5-3-14），实际植入的位置与术前测量的位置相比更靠唇侧。偏差一点，可利用的骨宽度便会出现一定程度的增加。

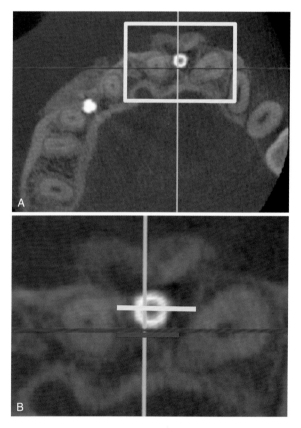

图5-3-14　通过22横截面分析骨宽度增加的原因（患者 N_5 ）

A. 22横截面观　B. A图方框内放大后影像，黄线代表实际植入的位置，红线代表术前测量的位置，实际植入位置的骨宽度较术前测量增加

那么在对患者 N_5 进行种植手术时，为什么会出现植入根方位点向唇侧偏斜呢？在手术过程中，医师 N_5 预计根方种植体会穿出骨壁，预先进行了根方骨劈开的手术（图 5-3-15），所以在种植体的根方会出现稍偏唇侧的情况，从而更好地利用根方骨的宽度。

如今 CBCT 已经成为种植治疗中不可或缺的一部分，医师应充分利用 CBCT 提供的数据准确地制订手术计划。通过 CBCT 提供的三维数据，医师在制订治疗计划时，可真正建立起三维的概念，从而达到防范 CBCT 术前设计的毫米级偏差的目的。

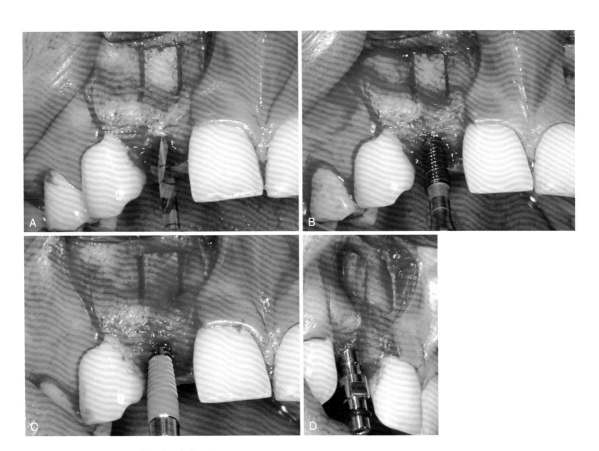

图 5-3-15　12 根方骨劈开术（患者 N_5）
A. 于 12 根方倒凹处行倒 U 形切口，扩孔　B. 攻丝，可见根方骨块被抬起　C. 植入种植体　D. 侧面观可见植入种植体后骨块被抬起

参考文献

1. Roque MA, Gallucci GO, Lee SJ.Occlusal Pressure Redistribution with Single Implant Restorations.Journal of Prosthodontics: official journal of the American College of Prosthodontists, 2017, 26(4): 275-279.

2. Van de Velde T, Glor F, De Bruyn H.A model study on flapless implant placement by clinicians with a different experience level in implant surgery. Clinical Oral Implants Research, 2008, 19(1): 66-72.

3. Weigl P, Strangio A.The impact of immediately placed and restored single-tooth implants on hard and soft tissues in the anterior maxilla.European Journal of Oral Implantology, 2016, 9(Suppl 1): S89-106.

4. Tarnow DP, Cho SC, Wallace SS.The effect of inter-implant distance on the height of inter-implant bone crest.J Periodontol, 2000.71(4): 546-549.

5. Turbush SK, TurkyilmazI.Accuracy of three different types of stereolithographic surgical guide in implant placement: an in vitro study.J Prosthet Dent, 2012, 108(3): 181-188.

6. Carl E.Misch.Dental Implant Prosthetics.2nd ed.Maryland Heights, Missouri: Mosby Elsevier, 2014.

7. Evans CD, Chen ST.Esthetic outcomes of immediate implant placements.Clin Oral Impl Res, 2010, 19(1): 73-80.

8. Kim Y, Oh TJ, Misch CE, et al.Occlusal considerations in implant therapy: clinical guidelines with biomechanical rationale.Clin Oral Impl Res, 2005, 16(1): 26-35.

9. Papadopoulos MA, Papageorgiou SN, Zogakis IP.Clinical effectiveness of orthodontic miniscrew implants: a meta-analysis.Journal of Dental Research, 2011, 90(8): 969-976.

10. Bevilacqua M, Tealdo T, Menini M, et al.The influence of cantilever length and implant inclination on stress distribution in maxillary implant-supported fixed dentures.Journal of Prosthetic Dentistry, 2011, 105(1): 5-13.

11. Hillerup S.Iatrogenic injury to the inferior alveolar nerve: etiology, signs and symptoms, and observations on recovery.International Journal of Oral & Maxillofacial Surgery, 2008, 37(8): 704-709.

12. Shi H, Scarfe WC, Farman AG.Maxillary Sinus 3D Segmentation and Reconstruction from Cone Beam CT Data Sets.International Journal of Computer Assisted Radiology & Surgery, 2006, 1(2): 83-89.

13. Mraiwa N, Jacobs R, Van CJ, et al.The nasopalatine canal revisited using 2D and 3D CT imaging.Dento Maxillo Facial Radiology, 2004, 33(6): 396-402.

图书在版编目（CIP）数据

口腔种植的精准植入技巧：如何避免种植手术的毫米级误差 / 满毅主编 . —北京：人民卫生出版社，2018

ISBN 978-7-117-27416-6

Ⅰ.①口… Ⅱ.①满… Ⅲ.①种植牙－口腔外科学 Ⅳ.①R782.12

中国版本图书馆 CIP 数据核字（2018）第 210855 号

人卫智网	www.ipmph.com	医学教育、学术、考试、健康，购书智慧智能综合服务平台
人卫官网	www.pmph.com	人卫官方资讯发布平台

口腔种植的精准植入技巧
——如何避免种植手术的毫米级误差

主　　编：满　毅
出版发行：人民卫生出版社（中继线 010-59780011）
地　　址：北京市朝阳区潘家园南里 19 号
邮　　编：100021
E - mail：pmph @ pmph.com
购书热线：010-59787592　010-59787584　010-65264830
印　　刷：北京盛通印刷股份有限公司
经　　销：新华书店
开　　本：787×1092　1/16　印张：12.5
字　　数：246 千字
版　　次：2018 年 10 月第 1 版　2024 年 8 月第 1 版第 11 次印刷
标准书号：ISBN 978-7-117-27416-6
定　　价：198.00 元

打击盗版举报电话：**010-59787491　E-mail：WQ @ pmph.com**
（凡属印装质量问题请与本社市场营销中心联系退换）

52检